dtv

Mit dem Rauchen aufzuhören ist schwer genug. Noch schwieriger ist es, nicht wieder damit anzufangen. Gillian Riley hat eine außergewöhnlich erfolgreiche Methode entwickelt, die bei den meisten Menschen funktioniert. 75 Prozent der Raucher, die Rileys Methode anwenden, sind nach einem Jahr immer noch Nichtraucher. Lernen Sie mit diesem Buch, Ihre Sucht zu verstehen und dauerhaft mit dem Rauchen Schluß zu machen. Die Autorin zeigt, wie Sie mit einfachen mentalen Techniken selbst bei Streß, Langeweile oder in Krisensituationen dem Verlangen nach einer Zigarette widerstehen können – ohne Hilfsmittel, Schock- oder Hypnosetherapie. Und das beste daran: Mit dieser genialen Methode nehmen Sie nicht einmal zu.
Wenn Sie ernsthaft mit dem Rauchen aufhören wollen, sollten Sie dieses Buch unbedingt lesen.

Gillian Riley war früher selbst Raucherin. Seit 1982 leitet sie mit großem Erfolg Nichtrauchergruppen in England.

Gillian Riley

Endlich Schluß mit dem Rauchen

Nichtraucher werden und es auch bleiben

Aus dem Englischen von Elisabeth Liebl

Deutscher Taschenbuch Verlag

Deutsche Erstausgabe
Dezember 1998
Deutscher Taschenbuch Verlag GmbH & Co. KG,
München
© 1992, 1997 Gillian Riley
Titel der englischen Originalausgabe:
How to Stop Smoking and Stay Stopped
for Good Vermillion, London 1997
ISBN 0-09-180969-X
Deutschsprachige Ausgabe:
© 1998 Deutscher Taschenbuch Verlag GmbH & Co. KG,
München
Umschlagkonzept: Balk & Brumshagen
Umschlagfoto: © Tschanz-Hofmann / Bavaria Bildagentur
Satz und Gestaltung: Hartmut Czauderna,
Gräfelfing
Gesetzt aus der 10,2/13ʼ Stempel Garamond
auf Apple Macintosh, QuarkXPress
Druck und Bindung: C. H. Beck'sche Buchdruckerei,
Nördlingen
Gedruckt auf säurefreiem, chlorfrei gebleichtem Papier
Printed in Germany · ISBN 3-423-36130-1

Inhalt

Vorwort

Mit dem Rauchen aufzuhören ist wie eine Reise, bei der man die sicheren Gestade verläßt und sich in unbekannte Gewässer begibt. Man läßt seine eingespielten Verhaltensweisen hinter sich, um zu einer wesentlich gesünderen Lebensweise zu gelangen - ständig bedroht von der Gefahr des Mißerfolgs und des Rückfalls in alte Gewohnheiten. Den Mut aufzubringen, diese Reise zu wagen, ist wichtig, aber noch lange nicht genug. Aus diesem Grund scheitern etwa 90 Prozent derer, die es versuchen. Sie fangen wieder an zu rauchen. Sie brauchen eine Landkarte, die ihnen zeigt, wie sie zum Ziel gelangen können und sie auf sämtliche Fallstricke und Gefährdungen hinweist.

Wir führen seit sechs Jahren zweimal pro Woche Kurse zur Raucherentwöhnung durch und haben dabei verschiedenste verhaltenstherapeutische Methoden wie Hypnose, Entspannungstraining und Reizkontrolle eingesetzt. Keine dieser Methoden war in der Lage, Aufschluß über all die wichtigen Fragen zu geben, die unsere Patienten uns stellen.

Gillian Riley hat nun diese Fragen für uns beantwortet. Ihre Antworten sind keine hochkomplizierten Theoreme, sondern einfache, praktische Lösungsmöglichkeiten, die alle Raucher anwenden können. Ihre innovative Methode, die sie in jahrelanger Arbeit in der Raucherentwöhnung entwickelt hat, eröffnet uns im Hinblick auf das Rauchen eine völlig neue Sichtweise und unterscheidet sich grundlegend von den etablierten Verfahrensweisen. Diese klassischen Techniken, die hauptsächlich auf den Mechanismen der Ablehnung und Vermeidung beruhen, versagten bei vielen unserer Patienten. Gillian Rileys Methode hingegen funktioniert, weil sie die Wahrheit über das Rauchen offenlegt und so die Raucher in die Lage versetzt, mit ihrem Verlangen nach einer Zigarette zu leben und ihre Sucht zu kontrollieren.

Ich empfehle dieses Buch wärmstens allen Rauchern und allen, die beruflich mit der Raucherentwöhnung zu tun haben. Sie werden es wie ich in vielen Bereichen ihrer Arbeit sehr zu schätzen wissen.

Dr. A. N. Sherwood
King's Lynn-Klinikum, Norfolk

Dr. A. N. Sherwood erhielt 1994 den Preis des *Doctor Magazine* für das erfolgreichste Team in der Raucherentwöhnung und ist Leiter der Kampagne zum Thema »Rauchen und Gesundheit« der British Heart Foundation, 1995.

Einleitung

Jeder, der schon einmal versucht hat, das Rauchen aufzugeben, hat dabei von einem Wundermittel geträumt - einer einfachen Methode, die keinerlei Anstrengung erfordert und das Problem ganz einfach aus der Welt schafft. Die meisten Raucher wünschen sich, aufhören zu können, ohne je an ihrer Entscheidung zu zweifeln, ohne der Versuchung des Wiederanfangens zu erliegen und Angst vor dem Scheitern haben zu müssen.

Die meisten Rauchertherapien und Entwöhnungsmethoden bestärken sie noch in dieser Art Wunschdenken. Therapeuten, die Rauchern drohen, ihnen Injektionen verabreichen, sie schockieren und hypnotisieren, konzentrieren sich nur darauf, den Entschluß aufzuhören, zu verstärken. Sie versprechen dauerhaften Erfolg, sobald dieser erste Schritt einmal getan ist.

Aber es ist eine Sache, mit dem Rauchen aufzuhören, eine andere jedoch, Nichtraucher zu bleiben. In einem Artikel beansprucht ein Hypnotiseur für sich eine Erfolgsquote von neunzig Prozent. Ein anderer behauptet in seinem Buch, daß mit seiner Methode achtzig Prozent Erfolg hätten. Aber keiner gibt an, wie lange diese ehemaligen Raucher »geheilt« bleiben - fünf Minuten? Fünf Wochen? Ohne diese Information sind diese Angaben aber im Grunde genommen wertlos.

Die Addiction Research Unit (Abteilung für Suchtforschung) der Universität London gibt an, daß achtzig Prozent der Menschen, die das Rauchen aufgegeben haben, innerhalb eines Jahres wieder anfangen.

Natürlich können Sie sagen, daß diese Leute selbst schuld seien, wenn sie wieder anfingen zu rauchen. Aber ist es nicht ebenso möglich, daß die angewandten Techniken grundlegende Mängel aufweisen, Mängel, die die überwiegende Mehrheit der Ex-Raucher unvermeidlich wieder in alte Gewohnheiten zurückfallen lassen?

In diesem Buch wird das Loskommen von der Zigarette nicht als einmaliger Schritt gesehen, sondern vielmehr als Prozeß. Dieser Prozeß beginnt bereits, bevor Sie tatsächlich mit dem Rauchen aufgehört haben, und dauert noch lange über die letzte Zigarette hinaus an.

Das liegt daran, daß es beim Aufhören in erster Linie darum geht, Ihre Denkgewohnheiten als Raucher zu verändern, Ihr Bewußtsein für die Sucht in Ihrem Kopf zu schärfen und die Probleme zu lösen, die damit einhergehen. Und das geschieht nicht in einem kurzen Augenblick, wie durch Zauberhand.

Für Sie sind das sowohl gute als auch schlechte Nachrichten. Schlechte, weil Sie sich nicht einfach nur entscheiden müssen aufzuhören, und dies dann ein paar Tage lang ausfechten. Die meisten Raucher haben das irgendwann schon einmal versucht und sind nach Monaten oder Wochen der Abstinenz wieder zur Zigarette zurückgekehrt.

Die gute Nachricht ist, daß Sie, wenn Sie die mentalen Aspekte dieser Sucht erkennen und verstehen, eine weit größere Chance haben, auf lange Sicht vom Nikotin loszukommen, als wenn Sie weiterhin versuchen, sie zu leugnen.

Kein Raucher ist wie der andere, aber alle haben doch eines gemeinsam: eine starke, heimtückische und häufig unterschätzte Drogenabhängigkeit. Wenn Sie nicht begreifen, wie diese Sucht funktioniert, wird Ihnen alle Motivation, alle Willenskraft der Welt nicht helfen, auf Dauer von dieser Abhängigkeit loszukommen.

Mit dem Rauchen aufzuhören ist der erste Riesenschritt in diese Richtung, aber damit ist es noch nicht getan. Die wahre Herausforderung besteht darin, zu lernen, wie man Nichtraucher bleibt. Und darum geht es in diesem Buch.

ERSTER TEIL

Die Sucht verstehen

Wie Sie dieses Buch am besten nutzen

»Oft ist's der eigene Geist, der Rettung schafft,
Die wir beim Himmel suchen.«

William Shakespeare, Ende gut, alles gut

Die Technik, die in diesem Buch vorgestellt wird, unterscheidet sich von allen anderen, die Sie möglicherweise bereits kennengelernt haben. Obwohl das zentrale Anliegen ganz klar auf der Hand liegt, geht es in der Praxis vor allem darum, eine Veränderung Ihrer Denkgewohnheiten herbeizuführen. Und das ist harte Arbeit. Diese Methode fordert Sie dazu heraus, sich mit Ihrer alten Denkweise über das Rauchen auseinanderzusetzen und gleichzeitig völlig neue Ideen zu durchleuchten und schließlich anzunehmen. Das braucht Zeit. Sie machen eine enorme Veränderung in Ihrem Leben durch, und daher ist das Beste, was Sie jetzt tun können, das Loskommen von der Zigarette zur Chefsache zu erklären.

Sie können diese neue Methode erlernen, indem Sie dieses Buch häufig und immer wieder lesen, und zwar – das ist das Wichtigste – allein. Wenn es irgend geht, sagen Sie niemandem, daß Sie das Rauchen aufgeben möchten. Diskutieren Sie Ihr Vorhaben mit niemandem, solange Sie noch mittendrin sind. Und wenn Sie aufgehört haben, erzählen Sie so lange wie möglich niemandem davon. Das klingt vielleicht etwas ungewohnt, aber es gibt ein paar gute Gründe für dieses Vorgehen.

Dabei geht es nicht darum, daß Ihr Rauchen auf andere Menschen keine Auswirkungen hat, denn es betrifft sie sehr wohl. Auch nicht darum, daß es andere Menschen schließlich nichts angeht, denn jeder hat ein Recht auf seine eigene Meinung. Der einzige Grund, weshalb es besser ist, diese Dinge für sich zu behalten, ist, daß der erste Schritt zur Kontrolle Ihres Verhaltens als Raucher darin besteht, zu begreifen, daß Ihr Rauchen ein

Problem ist, das *Sie* geschaffen haben, und daß es daher an *Ihnen* ist, es zu lösen.

Wenn Sie mit niemandem darüber sprechen, daß Sie die hier vorgestellte Methode anwenden, werden Sie lernen, sich nur auf sich selbst zu verlassen, was schließlich dazu führt, daß Sie mit dem Rauchen nicht mehr anfangen, ganz egal mit wem Sie zusammen sind. Diese Tatsache kann zwischen Erfolg und Mißerfolg entscheiden: Erinnern Sie sich daran, daß es ganz allein an Ihnen liegt, ob Sie rauchen oder nicht. Es wird Ihnen auch helfen, mit dem Rauchen aufzuhören und Nichtraucher zu bleiben, wenn Sie wissen, daß Sie es um Ihrer selbst willen tun und nicht für andere.

Wenn Freunde oder Familienmitglieder sehen, daß Sie dieses Buch lesen, sagen Sie Ihnen einfach, daß Sie darüber nicht sprechen wollen. Der gesamte Vorgang des Aufhörens wird Sie anfangs ziemlich beschäftigen, so daß die Versuchung, darüber zu reden, ausgesprochen groß ist. Tun Sie das aber, dann fordern Sie die Kommentare Ihrer Umwelt geradezu heraus. Doch Ratschläge oder Ermutigungen anderer empfindet man in dieser Situation sehr häufig als Druck oder Genörgel.

Ich denke, wenn Sie weiterlesen, wird klarer werden, weshalb es so wichtig ist, die ganze Sache zunächst für sich zu tun. Aber Sie sollten diesen Punkt gleich von Anfang an berücksichtigen.

Wenn Sie und Ihr Partner das Rauchen aufgeben wollen, würde ich Ihnen raten, dies nicht zur selben Zeit zu versuchen. Möglicherweise wird daraus eine Art Wettbewerb, in dem Erfolg oder Mißerfolg des einen den anderen stört. Außerdem kann Ihre eigene Motivation sich untrennbar mit dem Wunsch vermischen, auch der andere möge es schaffen. Wenn Sie und Ihr Freund oder Partner aber unbedingt zur selben Zeit aufhören wollen, dann sollten Sie darüber während der ersten paar Wochen zumindest nicht sprechen.

Vielleicht glauben Sie auch, daß es Ihnen unmöglich ist aufzuhören, wenn Ihr Partner oder Freund das nicht ebenfalls tut. Doch Sie werden – wie viele andere vor Ihnen – sehen, daß dies einer der Vorzüge an dieser neuen Methode ist: Sie werden keine Probleme haben, mit Rauchern zusammen zu sein, auch wenn Sie aufgehört haben.

Möglicherweise entsteht in Ihnen der Wunsch, eine Selbsthilfegruppe zu gründen, sich einer solchen anzuschließen oder zumindest eine Person zu haben, einen Therapeuten zum Beispiel, mit der Sie über Ihre Schwierigkeiten sprechen können. Dagegen ist nichts einzuwenden, solange Sie sich an folgende Regel halten: Sie sprechen über Ihre Probleme beim Aufhören *nur* mit dieser Gruppe oder Person und *nur* zu bestimmten Zeiten. Es geht nicht darum, jedem, der gewillt ist, zuzuhören – sei es nun zu Hause, in der Arbeit oder auf Parties – von seinem Los als Ex-Raucher zu erzählen.

Wenn Sie sich eine Gruppe oder einen speziellen Berater aussuchen, achten Sie darauf, daß diese Menschen kein persönliches Interesse daran haben, daß Sie mit dem Rauchen aufhören. Sprich: Wenn jemand in Ihrem Bekanntenkreis Sie dazu drängt, aufzuhören, dann ist dies mit Sicherheit *nicht* die Person, die Sie jetzt um Hilfe bitten sollten.

Die Person oder Personen, die Sie unterstützen werden, sollten sich außerdem mit dieser Methode vertraut machen, da sie Ihnen sonst unweigerlich Ratschläge geben werden, die unserem Ansatz zuwiderlaufen.

Wieviel Zeit Sie aufs Lesen verwenden und an welchem Punkt Sie aufhören wollen zu rauchen, ist allein Ihre Entscheidung. Vielleicht lesen Sie dieses Buch nur einmal durch, und es inspiriert Sie so, daß Sie sofort aufhören wollen. Vielleicht spricht es Sie aber auch erst dann richtig an, wenn Sie es zum wiederholten Male lesen.

Die Frage dabei ist weniger, wie klug Sie sind, sondern vielmehr, wie stark Ihre Sucht ausgeprägt ist. Da die zentralen Ideen dieses Buches von Ihnen eine vollkommene Umstellung Ihrer Denkgewohnheiten verlangen, kann es einige Zeit dauern, bis Sie damit vertraut geworden sind und sie von Grund auf verstehen.

Wenn Sie den Eindruck haben, daß irgendein Kapitel etwas in Ihnen berührt hat, gleichgültig, ob Sie das Buch nun zum ersten oder bereits zum zwanzigsten Mal lesen, dann ergreifen Sie bitte unverzüglich diese Gelegenheit: Hören Sie an diesem Punkt und zu dieser Stunde auf zu rauchen. Wenn Sie bereits nach dem ersten Hineinlesen beschließen, aufhören zu wollen, dann stellen Sie sicher, daß Sie in nächster Zeit Gelegenheit haben werden, das ganze Buch zu lesen, denn Sie werden mit ziemlicher Sicherheit in jedem Kapitel Informationen finden, die für Sie wichtig sind.

Wenn Sie hingegen am Ende des Buches angelangt sind und finden, daß Sie für den entscheidenden Schritt noch nicht bereit sind, würde ich Ihnen vorschlagen, daß Sie es einfach noch ein paarmal versuchen und sich dann ein festes Datum vornehmen, an dem Sie aufhören. Halten Sie dieses Datum mit Uhrzeit irgendwo schriftlich fest, so daß Sie es nicht – bequemerweise – »vergessen« können. Arbeiten Sie dann mit Hilfe unserer Technik weiter an Ihrem Widerstand gegen diese bedeutende Veränderung in Ihrem Leben.

Dieses Buch dient zu Ihrer Unterstützung. Daher ist es wichtig, daß Sie sich ständig damit auseinandersetzen, auch nachdem Sie das Rauchen bereits aufgegeben haben, und das bereits Gelesene auch noch Wochen und Monate später immer wieder auffrischen. Machen Sie sich Ihr Buch zu eigen. Unterstreichen Sie bestimmte Sätze, kommentieren Sie einzelne Passagen: Je mehr Sie sich mit diesem Thema beschäftigen, um so realer wird es Ihnen erscheinen und um so wahrscheinlicher ist es, daß Sie Erfolg haben werden.

Im ersten Teil werde ich erläutern, *weshalb* diese Methode funktioniert. Im zweiten Teil werden Sie lernen, *wie* Sie sie in die Praxis umsetzen können. Und zwischen den einzelnen Kapiteln finden Sie Erfahrungsberichte von Menschen, die meine Kurse besucht haben. Sie beschreiben in ihren eigenen Worten, wie diese neue Methode ihnen geholfen hat.

In diesem Buch beziehe ich mich ausschließlich auf das Rauchen von Zigaretten. Das liegt zum einen daran, daß der Raum hier begrenzt ist, und zum anderen, daß die Mehrheit der Nikotinsüchtigen ihre Droge in dieser Form zu sich nimmt. Nichtsdestotrotz gelten die hier aufgestellten Regeln auch für diejenigen, die ihrer Nikotinabhängigkeit in anderer Form frönen, zum Beispiel mittels Zigarren, Pfeifen und Schnupf- oder Kautabak, und lernen wollen, diese Abhängigkeit zu kontrollieren.

Gibt es einen richtigen Zeitpunkt, um mit dem Rauchen aufzuhören? Nur *Sie* selbst wissen, wann dieser Augenblick gekommen ist. Trotzdem ist es besser, sich nicht gerade eine Zeit erhöhter Belastung auszusuchen. Wenn Sie die hier beschriebene Methode richtig anwenden, wird der Prozeß des Aufhörens zunächst viel von Ihrer Aufmerksamkeit beanspruchen. Sie werden einige Zeit brauchen, um dieses Buch genau zu lesen und über Ihre Verhaltensweisen nachzudenken. Wenn also eine besondere Belastung oder Anstrengung auf Sie zukommt, zum Beispiel eine Prüfung, dann sollten Sie besser warten, bis Sie alles hinter sich haben, bevor Sie sich wieder mit dem Aufhören auseinandersetzen. Befinden Sie sich – aus welchen Gründen auch immer – in ungewohnt dramatischen Lebensumständen, sollten Sie ebenfalls noch ein wenig damit warten.

Haben Sie erst vor kurzem aufgehört, Drogen zu nehmen – gleichgültig ob legale oder illegale –, dann ist es gleichfalls ratsam, sich noch etwas Zeit zu lassen, bevor Sie mit dem Rauchen aufhören, *vor allem* wenn Sie während dieses Prozesses angefangen haben, mehr als sonst zu rauchen. Sie haben wohl zumindest einen Teil Ihrer Abhängigkeit auf Zigaretten übertragen und muten sich nun unter Umständen zuviel auf einmal zu, wenn Sie nun auch noch das Rauchen aufgeben wollen. Wenn Sie sich vorgenommen haben, eine andere Sucht zu beenden, aber noch nicht in den Entzug eingestiegen sind, dann können Sie ruhig zuerst aufhören zu rauchen: Wichtig ist nur, daß Sie immer nur *ein* Problem in Angriff nehmen.

Von diesen besonderen Umständen einmal abgesehen gilt: Je eher Sie aufhören, um so besser ist es für Sie. Es liegt an Ihnen zu entscheiden, ob Sie einen triftigen Grund haben, damit noch zu warten, oder ob Sie nur Ausreden suchen.

Vielleicht sollten Sie jetzt, in diesem Augenblick, auf der Innenseite des Buchdeckels vermerken, wann Sie dieses Buch gekauft oder zu lesen angefangen haben. Wenn Sie es dann sehr viel später wieder zur Hand nehmen und es immer noch nicht geschafft haben, verhilft Ihnen vielleicht der Schock zur nötigen Entschlußkraft!

Mit anderen Worten

JEAN: Ich möchte den Menschen, die dieses Buch lesen, vor allem eines sagen: Machen Sie sich nicht so viele Gedanken, lesen Sie es einfach – es macht Sinn. Sogar wenn Sie es jetzt nicht schaffen aufzuhören, werden Sie sich doch immer an einzelne wichtige Dinge erinnern, die Ihnen, sobald Sie das Rauchen aufgeben, unschätzbare Hilfe leisten können.

Ich erwartete eigentlich gar nichts, als ich mit dem Kurs anfing. Ich rauchte seit fast dreißig Jahren. Ich hatte es mit Akupunktur und Hypnotherapie versucht, es aber jeweils nur für kurze Zeit geschafft, das Rauchen sein zu lassen. Ich rauchte etwa dreißig Zigaretten am Tag und genoß es. Ich hatte nie wirklich aufhören wollen. Ich hoffte auf ein Wunder, ein Zaubermittel, wußte aber gleichzeitig, daß es so etwas nicht gab.

Der wichtigste Punkt, den ich lernen mußte, war, daß ich es für mich tat. Ich bringe mein Leben damit zu, für andere zu sorgen (wie die meisten Frauen), und dachte nicht im Traum daran, daß ich auch einmal etwas für mich tun könnte. Diese Einsicht hat mein Leben verändert.

Das Wesen der Sucht

»Eine Zigarette ist der vollendete Typus eines
vollendeten Genusses. Er ist köstlich, und er
läßt einen unbefriedigt. Was kann man mehr
verlangen?«

Oscar Wilde, Das Bildnis des Dorian Gray

Als ich noch rauchte, sah ich mich selbst nicht als Süchtige. Ich
dachte einfach, daß ich rauchen würde wie so viele andere Leute, die ich kannte. Erst als ich dem Nikotin Adieu sagte und versuchte, das auch durchzuhalten, wurde mir klar, daß eine Sucht
mich in ihren Klauen gefangengehalten hatte.

Sehr häufig streiten Raucher ab, daß sie süchtig sind, obwohl
sie jahrelang täglich rauchen. Sie behaupten:»Ich bin nicht süchtig. Mir schmeckt es einfach.« Als ob diese beiden Dinge sich ge-
genseitig ausschließen würden! Dies ist der Rauchertyp, der von
sich behauptet, er könne jederzeit ohne Probleme aufhören,
wenn er nur wollte. Doch Sie werden bemerken, daß dieser Typ
es nur selten auf Dauer schafft.

Der andere Rauchertyp gibt nur zu gerne zu, daß er süchtig
ist. Dies dient ihm als Rechtfertigung. Mit dem Etikett »Sucht«
erklären diese Raucher sich und anderen, weshalb sie weiterhin
rauchen: Sie können ja schließlich nicht dagegen an.

Und dann gibt es noch die Gruppe der Raucher, die so schwe-
re moralische Bedenken gegen jede Art von Drogensucht haben,
daß sie es einfach nicht über sich bringen, sich selbst als Süchtige zu sehen. In ihrer klischeehaften Vorstellung ist ein »Dro-
gensüchtiger« immer ein anormaler, irgendwie gefährlicher
Mensch. Jede Sucht hat ihren ganz eigenen Charakter, aber die
Tatsache, daß eine Droge legal ist, heißt noch nicht, daß sie nicht
süchtig macht. Schließlich sind bereits Millionen Menschen von
sozial akzeptierten Drogen wie Alkohol, Nikotin und Koffein

abhängig geworden. Was also ist eine Sucht? Betrifft sie mehr den Geist oder eher den Körper? Und was kann man dagegen unternehmen? Der erste Schritt in diese Richtung ist zu begreifen, was eine Sucht, und gerade diese spezielle, ausmacht.

Nikotin in Ihrem Körper

Hier gibt es zunächst einmal eine entscheidende Frage zu klären. Wenn Sie die Erfahrung gemacht haben, daß es für Sie unerträglich ist, das Rauchen aufzugeben, oder wenn Sie zwar aufgehört, aber diesen Zustand nicht lange durchgehalten haben, hat dann diese Tatsache vielleicht etwas damit zu tun, daß Ihr Körper ein gewisses Bedürfnis nach Nikotin entwickelt hat, eine Art körperlicher Abhängigkeit, der um jeden Preis gehorcht werden muß? Sehen wir uns also zunächst einmal an, was beim Rauchen sowohl in Ihrem Körper als auch in Ihrem Kopf geschieht.

In erster Linie ist das Rauchen einer Zigarette eine Möglichkeit, Ihrem Körper die Droge Nikotin zu verabreichen. Ein wenig davon wird langsam durch die Mundschleimhäute aufgenommen, aber der größte Teil wird in die Lungen inhaliert und tritt von dort aus sehr schnell in die Blutbahn ein. Mit dem Blut gelangt es in den ganzen Körper, vor allem ins Gehirn.

Viele Menschen glauben, daß sie rauchen, weil sie den Nikotinspiegel in ihrem Blut auf einer bestimmten Höhe halten müssen. Wenn Sie jedoch Ihre Raucherfahrung etwas genauer betrachten, werden Sie vermutlich merken, daß es dabei etwas gibt, was Ihnen sehr viel wichtiger ist.

Sehen wir das ganze doch einmal unter folgendem Gesichtspunkt: Was wäre, wenn jemand irgendwie ohne Ihr Wissen Nikotin in Ihre Blutbahn praktiziert hätte? Würden Sie es wirklich bemerken? Und würden Sie dadurch wirklich das Interesse am Rauchen verlieren?

Ich glaube, Sie würden weiterhin rauchen wollen, und zwar aus demselben Grund, warum Sie sich manchmal eine Zigarette anzünden, obwohl Sie die letzte gerade erst ausgemacht haben. Aus demselben Grund, warum es Menschen nach einer Zigarette verlangt, obwohl sie Nikotinkaugummi kauen. Eine Reihe wissenschaftlicher Experimente beweist, daß es so ist.

In einem dieser Versuche bekamen Raucher, die über Nacht nicht geraucht hatten, am Morgen eine intravenöse Infusion verabreicht. Manchmal bestand diese nur aus Kochsalzlösung, dann wieder beinhaltete sie genauso viel Nikotin, wie durch das Rauchen gewöhnlich in die Blutbahn gelangt. Den Rauchern wurde nicht mitgeteilt, welche der Infusionen Nikotin enthielt und welche nicht. »Die Probanden waren nicht in der Lage, zwischen den beiden verschiedenen Versuchsbedingungen zu unterscheiden. Nachdem die Lösung verabreicht wurde, war kein Unterschied festzustellen, weder im durch Selbsteinschätzung ermittelten Verlangen nach einer Zigarette, noch in der Dauer der Latenzzeit bis zum Anzünden einer Zigarette, sobald dies erlaubt war. Der vollständige Ersatz von Nikotin im Blut ging daher nicht einher mit einem vollständigen Wegfall des Raucherverhaltens.«[1]

Diese Raucher wollten also weiterhin rauchen – und rauchten auch tatsächlich –, ganz gleichgültig, ob sie nun entsprechende Mengen Nikotin im Blut hatten oder nicht.

Der Kick

Bedeutet dies, daß das Nikotin unwichtig ist? Ganz sicher nicht! Ich will mit diesen Ausführungen sagen, daß es nicht so sehr das Nikotin in Ihrem Blut ist, das Sie möchten oder zu brauchen glauben, wenn Sie sich eine Zigarette anzünden – Sie bemerken kaum, daß es da ist.

Was Sie wirklich wollen, sind die Empfindungen, die Sie ein paar Sekunden lang erleben, wenn eine Dosis Nikotin in Ihren Körper *eintritt*. Sie kennen doch dieses Gefühl: Ein paar Sekunden lang rast Ihr Herz und Sie spüren eine schwindelerregende

Art von Rausch. Ein Adrenalinstoß durchfährt Ihren Körper. Ein winziger, aufregender Moment, ein sehr kurzes »Fliegen« oder »High-Sein«. Das ist der Nikotinkick.

In dem Versuch, den ich oben beschrieben habe, wurde das Nikotin allmählich, über die Dauer von einer Stunde, verabreicht. Wäre es schnell verabreicht worden, so hätten es die Versuchspersonen bemerkt, und es hätte sich für sie wie Rauchen angefühlt, da es ihnen den gewünschten Kick gegeben und folglich ihr Verlangen zu rauchen befriedigt hätte.[2]

Wenn Sie jemals Nikotinkaugummi ausprobiert haben, wissen Sie, wovon ich spreche. Er gibt das Nikotin zu langsam ab, um wirklich befriedigen zu können. Einige Menschen erreichen damit einen sehr schwachen Kick und können sogar davon abhängig werden, so wie andere von Rauchmethoden abhängig werden können, die das Nikotin nur sehr langsam in die Blutbahn eindringen lassen, wie beispielsweise Pfeife oder Zigarre zu rauchen, ohne zu inhalieren. Nikotin im Blutkreislauf läßt unter anderem Ihr Herz schneller schlagen, auch wenn es nur langsam aufgenommen wird, seine eigentlichen Auswirkungen sind aber weitaus schwerer zu erfassen. *Für die Mehrzahl der Raucher ist das Wichtigste jedoch der Kick, und diesen erreichen sie nur durch eine plötzliche, schnell absorbierte Dosis Nikotin.*

Bedauerlicherweise bringt der erhöhte Herzschlag nicht wirklich mehr Energie – sonst würden Sportler während eines Marathonlaufes rauchen. Es handelt sich dabei um eine falsche Stimulierung, und wie auf alle diese künstlichen Hochs folgt auch auf dieses unmittelbar ein Tief. Noch schlimmer ist, daß Zigarettenrauch auch eine Menge Giftstoffe enthält. Das schneller schlagende Herz hat also weniger Blutsauerstoff zur Verfügung, der für Energie sorgt. Aus diesem Grund fühlen sich so viele Raucher energiegeladener, wenn sie aufgehört haben.

Die Balance

Wie Sie wissen, ist der Kick stärker, wenn Sie eine Weile nicht geraucht haben. Am besten ist er dann, wenn eine Dosis Nikotin sehr schnell in das Gehirn eines Menschen eintritt, dessen Körper einen relativ niedrigen Nikotinspiegel aufweist. Das gilt zum Beispiel für die erste Zigarette am Morgen.

Gleichzeitig gilt es, eine gewisse Balance herzustellen, denn für die meisten Raucher sind diese Empfindungen zu stark, wenn sie nicht häufig genug rauchen. Dann können sie sogar Übelkeit verursachen. Deshalb müssen Sie eine gewisse Anzahl Zigaretten rauchen, um Ihre Toleranzschwelle aufrechtzuerhalten.

Andererseits kommt es nicht zum Kick, wenn Sie zu häufig rauchen. Das ist nämlich die schlechte Nachricht dabei: Der Kick unterliegt dem Gesetz der »pseudophysiologischen Toleranz«. Das bedeutet, daß Sie innerhalb eines bestimmten Zeitraums den Kick wesentlich schwächer empfinden, nachdem Sie einmal den ersten Zug getan haben. Höchstwahrscheinlich bieten Ihnen die meisten Zigaretten, die Sie tagsüber rauchen, keinen wirklich guten Kick, aber Sie versuchen's halt trotzdem. Ich weiß, daß ich das so gemacht habe.

Aus diesem Grund empfinden Raucher häufig noch Verlangen nach einer Zigarette, wenn sie schon Unmengen von Nikotin im Blut haben. Manche Raucher erleben auch Zeiten, in denen das Rauchen sie nicht befriedigt, so daß sie das Verlangen sogar noch empfinden, während sie gerade eine Zigarette rauchen. Das ist das erfolglose Suchen nach dem Kick. Bei einigen kann dies zum Kettenrauchen führen, einem andauernden und weitgehend erfolglosen Versuch, das Verlangen zu befriedigen.

Es ist ein ewiges Auf und Ab, bei dem Sie die entsprechende Belohnung gerade so oft erhalten, daß Sie das Interesse nicht verlieren. Sie versuchen den Kick so oft wie möglich zu erlangen, indem Sie so lange als möglich warten, bis Sie sich wieder eine Zigarette anzünden, um Ihren Nikotinspiegel zumindest so weit abfallen zu lassen, daß Sie den Eintritt des Nikotins in die Blutbahn überhaupt wahrnehmen können. Deshalb schmecken Zigaretten gerade nach dem Essen oder dem Sport so gut: Ihr Nikotinspiegel ist gesunken, was zu einem stärkeren Kick führt, wenn Sie rauchen.

Aber braucht der Körper das Nikotin denn nicht?

Das Entscheidende, was Sie in bezug auf den Kick verstehen müssen, ist, daß Sie – bewußt oder unbewußt – ein Verlangen danach haben und versuchen werden, sich einen zu verschaffen, *völlig gleichgültig, wie hoch Ihr Nikotinspiegel ist.* Die Erfahrung eines Kursteilnehmers wird Ihnen diesen wichtigen Punkt veranschaulichen.

Malcolm kam erst kürzlich in einen meiner Kurse. Er war etwa Mitte Vierzig und erzählte mir, daß er vor sechs Monaten aus heiterem Himmel einen schweren Herzanfall erlitten hatte und zu einer Notoperation ins Krankenhaus eingeliefert worden war.

Dort blieb er etwa eine Woche lang, und obwohl er seit 30 Jahren etwa 40 Zigaretten pro Tag geraucht hatte, verschwendete er, solange er im Krankenhaus war, nicht einen Gedanken an eine Zigarette. Er sagte mir, daß er keinerlei Entzugssymptome verspürt und nicht einmal mit besonderem Interesse ans Rauchen gedacht hatte. Natürlich hatte man ihn während der ersten beiden Tage nach der Operation ruhiggestellt, was sicher einige der Symptome, die er ohne Sedierung wohl gehabt hätte, kaschierte. Für den Rest der Woche erhielt er jedoch keine Beruhigungsmittel.

Dann erzählte er mir, was am Tag seiner Entlassung geschah. Als er das Krankenhaus verließ, kam er an einem Pub vorbei und dachte, wie nett es doch wäre, jetzt ein Bier zu trinken und eine Zigarette zu rauchen. Diesem Wunsch gab er nach und rauchte kurz darauf wieder seine zwei Päckchen täglich.

Als Malcolm in diesen Pub ging, tat er das nicht, weil sein Körper in genau diesem Augenblick plötzlich ein verzweifeltes Bedürfnis nach Nikotin signalisierte. Sein Körper brauchte tags zuvor im Krankenhaus kein Nikotin, und er brauchte auch in diesem Moment keines. Er rauchte nur, weil er *dachte*: »Wäre eine Zigarette jetzt nicht wunderbar?« Diesen Gedanken setzte er in die Tat um. Und genau diesen Gedanken hatte er aufgrund der Umstände ein paar Tage lang nicht gehabt.

An diesem Punkt stoßen wir nun auf eine interessante Frage. Welche Erfahrungen hätte Malcolm gemacht, wenn er in diesem Moment nicht geraucht hätte? Die Antwort lautet, daß er dann tatsächlich angefangen hätte, mit dem Rauchen aufzuhören. Er hätte diesen – im wesentlichen mentalen – Prozeß eingeleitet, lange nachdem das Nikotin seinen Körper bereits verlassen hatte.

Malcolm ging durch den körperlichen Entzug, ohne es überhaupt zu bemerken. Ein geistiger Entzug jedoch erfolgte nicht: Und aus diesem Grunde konnte er sein Leben als Nichtraucher auch nicht fortsetzen.

Aber es schmeckt doch einfach!

Vielleicht glauben Sie ja, daß Malcolm einfach wieder angefangen hat zu rauchen, weil es ihm eben schmeckte. Dies aber ist mehr Wirkung als Ursache. Jeder Süchtige assoziiert angenehme Dinge mit allem, was mit seiner Sucht in direktem Zusammenhang steht. Heroinsüchtige, die sich kein Heroin spritzen können, erfahren sogar ein befriedigendes Gefühl, wenn sie sich nur Wasser injizieren. Psychologen nennen diesen Tatbestand sekundäre Konditionierung.

Raucher entwickeln eine besondere Vorliebe für den Geruch und Geschmack von Tabak, einfach weil sie ihn mit dem Kick des Nikotinschubs in Verbindung bringen. Manchmal genießen Sie den Rauch auch tatsächlich. Doch wenn Sie immer nur den vermeintlichen Wohlgeschmack des Tabaks verspüren würden, ohne jemals zu einem Kick zu kommen, wären Sie am Ende nur frustriert. Ich würde sagen, daß die Zigaretten, die Ihnen am besten schmecken – und das sind vielleicht nur einige wenige pro Tag –, Ihnen den besten Kick verschaffen.

Diese positiven Assoziationen fehlen bei Kräuterzigaretten, weil sie das eigentlich Gewünschte nicht liefern können. Sie können Ihre Nikotinsucht nicht befriedigen. Die ganze Erfahrung des Tabakgenusses – der Geschmack, der Geruch, das Gefühl, wie der Rauch Ihre Kehle durchzieht, wie die Zigarette zwischen Ihren Fingern aussieht und sich anfühlt, das Outfit Ihrer Marke – all das ist in Ihrem Kopf untrennbar mit dem einen wesentlichen Element verknüpft: dem Kick.

Auf der *körperlichen* Ebene verursacht das in Ihren Körper eintretende Nikotin ein kurzes Gefühl des Schwindels, der Aufregung. Es läßt Ihr Herz schneller schlagen. Und dann entsteht auf der *mentalen* Ebene der Gedanke: »Das war toll!« Oder: »Das hat gutgetan!«

Aber es hilft auch!

»Das hat gutgetan!« Dieser Satz drückt einen der am weitesten verbreiteten Glaubenssätze über Nikotin aus, daß es nämlich etwas Wertvolles, ja Wesentliches zu Ihrem Leben beiträgt. Dieser Glaube kann verschiedene Formen annehmen, und höchstwahrscheinlich hängen Sie einer oder mehreren davon an:

- Sie glauben, daß Sie ohne Nikotin geistig nicht mehr so wach sein werden, daß Sie sich nicht mehr in gleichem Maße konzentrieren oder Entscheidungen treffen können.
- Sie denken, daß Ihre körperliche Funktionsfähigkeit nachläßt. Daß Sie zum Beispiel weniger Ausdauer oder Energie haben werden, sich nicht mehr richtig entspannen können, morgens nicht mehr in Schwung kommen, abends nicht mehr

einschlafen können oder daß Ihre Verdauung nicht mehr richtig funktioniert.

- Sie befürchten, daß Sie Ihre Stimmungen nicht mehr im Griff haben werden, daß Sie nicht mehr ruhig bleiben und Ärger oder Niedergeschlagenheit vielleicht nicht unter Kontrolle halten können.
- Sie haben Angst, daß Ihr soziales Leben leidet.

Diese Vorstellungen klingen immer sehr überzeugend. Das müssen sie auch, sonst könnten sie Sie nicht täuschen. Sie würden wohl kaum glauben, daß das Rauchen Sie dazu befähigt, hohe Gebäude mit einem Satz zu erklimmen. Das wäre wirklich zu unsinnig.

Die Glaubenssätze, die Raucher so entwickeln, müssen glaubwürdig klingen und enthalten häufig sogar ein Körnchen Wahrheit. Das geht normalerweise folgendermaßen vor sich: Sie nehmen diese Körnchen und fangen an, dem Nikotin damit Qualitäten und Fähigkeiten zuzuschreiben, die weit über das hinausgehen, was es chemisch tatsächlich zu bewirken vermag. Nachdem Sie dann jahrelang an diese Dinge geglaubt haben, halten Sie Ihre Zigaretten schließlich für ein unverzichtbares Hilfsmittel.

Herauszufinden, was an diesem sogenannten Hilfsmittel wirklich dran ist, ist Teil Ihres Entwöhnungsprozesses. In einem anderen Kapitel (*Warum das Rauchen so hilfreich scheint*) werden wir versuchen, die Wahrheit von der Illusion zu scheiden.

Sucht wird gewöhnlich auch als Abhängigkeit bezeichnet: Sie glauben, daß Sie, um geistig, körperlich und seelisch weiterhin so gut wie jetzt zu funktionieren, von Nikotin abhängig sind. Doch kein menschlicher Körper braucht wirklich Nikotin; Ihre Vorstellung, Nikotin zu brauchen – sprich: Ihre Abhängigkeit – ist nur ein Produkt Ihres Denkens.

Das Objekt der Begierde

Selbstverständlich glauben sehr viele Raucher, körperlich abhängig zu sein, weil sie jedesmal, wenn sie aufhören zu rauchen, Symptome von körperlichem Entzug verspüren. Sie denken, daß eine qualvolle Erfahrung sie erwartet, ausgelöst von einer unvermeidlichen chemischen Reaktion auf die Abwesenheit von Nikotin in ihrem Blut.

Diese so vertrauten Horrorvorstellungen umfassen: Anspannung, Unruhe, Angst, Konzentrationsmangel, Schlafmangel, Hunger, starke Stimmungsschwankungen und – nicht zu vergessen – ein mörderisches Verlangen nach einer Zigarette. Es ist jedoch ein schwerer Fehler, all diese quälenden Erfahrungen einer chemischen Reaktion zuschreiben zu wollen.

Sie werden ihren wahren Ursprung erkennen, wenn Sie sich klarmachen, daß die meisten dieser Symptome auch in Situationen auftauchen können, die keinerlei körperliche Entzugserfahrung beinhalten. Tatsächlich sind sie Produkte unseres Geistes.

Sogar das Verlangen zu rauchen ist ein Werk unseres Geistes. Es entsteht durch die Erinnerung an den Kick. Möglicherweise fällt es Ihnen schwer, das zu glauben. Die meisten Menschen empfinden das Verlangen zu rauchen als starkes *körperliches* Unwohlsein. Viele beschreiben diesen Suchthunger als eine hohle Leere, als Hunger oder Lücke, die sie in ihrem Körper lokalisieren können. Da diese Erfahrung eine körperliche ist, schreiben die meisten Menschen ihr auch körperliche Ursachen zu. Und die Ursache, an die sie gewöhnlich denken, lautet: Zu wenig Nikotin!

Aber betrachten wir in diesem Zusammenhang doch einmal eine andere Art des Verlangens. Sie können zum Beispiel sehr starke körperliche Empfindungen sexuellen Begehrens hervorrufen, indem Sie sich erotische Erinnerungen oder Phantasien ins Gedächtnis rufen. Das Verlangen nach einer Zigarette entsteht auf ähnlichem Wege. Nur ist das Objekt der Begierde in diesem Fall der durch das Nikotin ausgelöste Kick.

Das soll nicht heißen, daß sich alles nur im Kopf abspielt, wenn Sie aufhören zu rauchen. Rauchen betrifft die körperliche Ebene, und wenn Sie es aufgeben, werden Sie die Auswirkungen auch rein physisch spüren.

Es gibt leichte körperliche Entzugssymptome, die ihren Grund in dem unvermeidlichen Anpassungsprozeß finden, dem Ihr Körper nun ausgesetzt ist. Neben Nikotin nimmt Ihr Körper mit dem Rauch einer Zigarette nämlich auch noch mindestens 4000 verschiedene Fremdstoffe auf, von denen viele giftig sind. Wenn Sie mit dem Rauchen aufhören, durchlaufen Sie einen Heilungsprozeß: eine Entgiftung. Hatten Sie je einen Kater, weil Sie zuviel getrunken haben, dann können Sie ermessen, wie der körperliche Entzug einer Droge aussieht.

Haben Sie sehr viel geraucht, dann fühlen Sie sich, wenn Sie aufgehört haben, vielleicht ein paar Tage lang, als stünde Ihnen eine schlimme Erkältung bevor. Doch das war's dann auch schon. Der körperliche Entzug dauert nicht lange an und ist also keineswegs dramatisch oder gar unerträglich. Es ist schließlich ein Reinigungsprozeß und als solcher der Beginn Ihrer Gesundung.

Wenn Sie aufgehört haben, baut sich das Nikotin in Ihrem Körper ab. Wie jeder andere Giftstoff im Blutkreislauf wird er vom Körper eliminiert. Forscher, die den Nikotingehalt von Blutproben untersucht haben, meinen sogar, daß Nikotin im Körper innerhalb von 24 Stunden vollkommen abgebaut wird.[3]

Um die physischen Schäden und die Reste der Giftstoffe, die sich in den Jahren des Rauchens angesammelt haben, in den Griff zu bekommen, braucht der Körper etwas länger. Doch das hat nichts mit den Auswirkungen der Sucht zu tun. Wenn Ihre Lungen eine Weile brauchen, um sauber zu werden, dann ist das eine natürliche Folgen dessen, daß Sie jetzt nicht mehr rauchen. Es hat nichts damit zu tun, ob Sie fähig sind, das Rauchen aufzugeben.

Was den körperlichen Abbau von Nikotin in Ihrem Blutkreislauf betrifft, brauchen Sie also gar nichts zu unternehmen. Ihr Körper bringt das ganz von selbst und mit sich selbst ins reine. Ihr Geist hingegen wird das nicht tun.

Die Sucht im Kopf

Auch wenn Sie aufgehört haben zu rauchen und sämtliche Spuren von Nikotin aus Ihrem Körper verschwunden sind, bleibt die Erinnerung an den Kick bestehen. Und wie Sie mit dieser Erinnerung umgehen, wird Ihre Erfahrung des Aufhörens entscheidend prägen.

Tatsächlich haben Sie als Raucher eine *psychologische Bindung an die körperlichen Empfindungen* geschaffen, zu denen Ihnen das Rauchen verhalf. Natürlich zeitigt das Nikotin gewisse Auswirkungen auf Ihren Körper, doch Ihr Denken ist es, das nach diesen Auswirkungen verlangt. Es ist Ihr Kopf, der glaubt, daß Sie jetzt Nikotin brauchen, und Ihr Verstand registriert die Befriedigung, wenn Sie den Kick bekommen, oder protestiert aufs heftigste, wenn das Verlangen nicht gestillt wird. *Nicht zuletzt ist es auch Ihr Verstand, der darüber entscheidet, ob Sie weiterhin rauchen oder wirklich aufhören wollen.*

Der körperliche Entzug ist für die Frage, ob Sie das Rauchen erfolgreich aufgeben können, nicht entscheidend. Ihr Geist ist es, der festlegt, ob Sie durch diese Erfahrung gehen werden und ob Sie wieder anfangen zu rauchen, nachdem die körperlichen Veränderungen längst vorüber sind.

Falls Sie aufhören, wird Ihr Körper – nach ein paar minimalen und schnell vorübergehenden Problemen – gesünder und glücklicher sein als je zuvor, ganz einfach weil Sie ihm nicht mehr so viele Giftstoffe zumuten. Aber Ihr Geist ist dabei vielleicht weniger glücklich, denn anders als Ihr Körper vollzieht er den Übergang zu Ihrem Dasein als Ex-Raucher nicht automatisch. Ihr Denken bleibt das eines Rauchers, und zwar eines

Rauchers, der nicht raucht. Und das führt wie von selbst zum Konflikt.

Aus diesem Grund ist der *geistige Entzug* so wichtig. Wenn Sie ihn nicht richtig angehen, ist es sehr wahrscheinlich, daß Sie wieder anfangen zu rauchen, auch wenn der *körperliche Entzug* schon wochen- oder monatelang abgeschlossen ist.

Wenn Sie das immer noch nicht überzeugt, dann lassen Sie uns doch einmal einen Blick auf andere Formen der Sucht werfen, bei denen nichts Spezielles eingenommen wird. Menschen können nach sehr vielen Dingen süchtig werden, etwa nach Glücksspiel, Computerspielen, Leistungssport oder Essen. Geben diese Menschen ihre Sucht auf, dann erfahren sie normalerweise sehr ähnliche Symptome wie Drogenabhängige: Suchthunger, starkes Verlangen, das Gefühl des Entzugs, Wut, Reizbarkeit, Ängste, Depressionen und Furcht.

Dieses Mal können Sie es schaffen!

Ich sage nicht, daß sich alles in Ihrem Kopf abspielt, daß Sie sich all Ihre Probleme nur einbilden und diese gar nicht wirklich existieren. Diese Probleme sind real, genauso real wie die Sucht.

Was ich Ihnen hiermit sagen will, ist nur, daß Sie das ändern müssen, was in Ihrem Kopf vorgeht, wenn Sie diese Sucht unter Kontrolle bringen und erfolgreich mit dem Rauchen aufhören wollen, ohne je wieder anzufangen. Und dies können Sie nicht schaffen, indem Sie sich einfach hinsetzen und abwarten: Sie müssen daran arbeiten. Sie müssen aktiv werden. Dieses Buch wird Ihnen zeigen, was Sie tun können und weshalb und wie Sie es tun sollten. Aber niemand kann Ihr Denken für Sie verändern.

Jede Sucht wird durch ein ausgefeiltes System von Selbsttäuschungen aufrechterhalten. Wenn Sie sich selbst jahrelang etwas vorgemacht haben, halten Sie diese Täuschungen vielleicht wirklich für die Realität.

Wenn Sie für immer aufhören wollen zu rauchen, müssen Sie

sich der Wahrheit stellen. Sobald Sie diesen Schritt getan haben, werden Sie sich nicht so leicht wieder täuschen lassen. Sind Sie bereit, Ihre Energie in das Lesen dieses Buches zu investieren, über das Gelesene nachzudenken und das Gewohnte in Frage zu stellen, dann haben Sie dieses Mal die besten Aussichten auf wirklichen Erfolg.

Mit anderen Worten

DAVID: *Bei mir ging das seit Jahren so: aufhören, anfangen, aufhören, wieder anfangen. Dabei redete ich mir auch noch ein, daß ich alles unter Kontrolle hätte, weil ich ja wußte, daß ich jederzeit aufhören könnte.*

Ich stellte das Rauchen ein, nachdem meine Mutter an Krebs gestorben war, in der festen Absicht, es von nun an sein zu lassen. Ein Jahr später fing ich wieder an und rauchte dann fünf Jahre lang, bevor ich wieder damit aufhörte. Diesmal hielt ich nur ein paar Monate durch. Kurz darauf gab ich es wieder auf und wurde rückfällig, weil ich mir zugestand, eine Selbstgedrehte zu rauchen und diese ja angeblich irgendwie anders sind! Innerhalb weniger Wochen rauchte ich wieder etwa 20 Zigaretten pro Tag.

Gillians Kurs (vor nunmehr fünfeinhalb Jahren) zeigte mir, daß man mit einer Sucht nicht spielen kann - sie gewinnt immer! Nun sehe ich, daß sie ihre eigene Dynamik hat, und weiß, wie ich mit dem Suchtverlangen umgehen muß. Ich weiß, wie ich es mir ansehen kann, ohne es zu verleugnen und ohne das Gefühl zu haben, daß mir etwas fehlt.

Der Wunsch zu rauchen

»Tabak, göttlicher, köstlicher, über alle Maßen
wunderbarer Tabak ... königliches Heilmittel aller
Krankheiten. Doch weil die meisten Menschen
damit Mißbrauch treiben und ihn gebrauchen wie
die Kesselflicker ihr Ale, wird er zur Plage, zum
Unglück, er befreit dich von Gütern, Ländereien
und Gesundheit; höllischer, teuflischer, verfluch-
ter Tabak, der du den Körper ruinierst und die
Seele ins Verderben stürzt.«

Robert Burton, Die Anatomie der Melancholie

Jedesmal wenn ein Gedanke dazu führt, daß Sie sich eine Zigarette anzünden, haben Sie Ihr Verlangen zu rauchen verspürt.
Manchmal ist dieser Wunsch wie ein Drang, ein starkes Bedürfnis, ein Zwang zu rauchen. Manchmal denken Sie aber auch nur,
daß Sie jetzt Lust auf eine Zigarette hätten oder daß sie Ihnen
jetzt irgendwie helfen würde. Und Sie zünden sich eine an. Als
Raucher geben Sie diesem Verlangen permanent nach, indem Sie
sich Zigarette um Zigarette anzünden.

Ein Teil Ihres Lebens

Der Wunsch zu rauchen kann im Grunde genommen mit jeder
Situation und jedem Umstand Ihres Lebens geistig verbunden
werden. Dies ist ein Merkmal aller Suchtkrankheiten, besonders
des Rauchens: der bedingte Reflex, den der Wissenschaftler
Pawlow zuerst bei seinem Hund nachwies. Pawlow ließ jedesmal, wenn er seinen Hund fütterte, eine Glocke erklingen. Nach
einer bestimmten Zeit produzierte der Hund bereits Speichel,
wenn nur die Glocke erklang, da er dachte, daß er nun etwas zu
fressen bekommen würde. Genau wie Pawlows Hund fangen

manche Raucher schon an, Lust auf eine Zigarette zu verspüren, wenn sie nur das Telefon läuten hören. Sie trainieren sich selbst immer wieder darauf, auf bestimmte Reize hin eine Zigarette (einen Nikotinkick) zu erwarten.

Ich bin sicher, daß Sie keinerlei Schwierigkeiten hätten, all die Dinge aufzuzählen, die für Sie untrennbar mit dem Rauchen einer Zigarette verbunden sind. Aus diesem Grund sieht man das Rauchen als Gewohnheit an: weil es so stark in Ihr Leben eingebunden ist. Denken Sie nur an all die Situationen, die auch auf Sie zutreffen könnten: eine Pause machen, Entscheidungen treffen, sich auf eine anstrengende Aufgabe konzentrieren oder eine solche zu Ende bringen, ans Telefon gehen, im Stau festsitzen, einen Kaffee oder ein Bier trinken, der Geruch einer Zigarette, die sich ein anderer Raucher anzündet oder ganz simpel die Zeit nach dem Essen. Darüber hinaus haben Sie vermutlich eine weitere Konditionierung aufgebaut, die Sie zur Zigarette greifen läßt, wenn Sie starke Emotionen empfinden: vor allem Ärger und Frustration, aber auch Traurigkeit, Langeweile, Angst, Verlegenheit, Freude, Aufregung, ja sogar das Gefühl des Triumphs.

Diese Liste könnte man endlos fortsetzen. Fast alles, was im Leben eines Rauchers geschieht oder nicht geschieht, kann Anlaß sein, an eine Zigarette zu denken.

Glücklicherweise ist es nicht nötig, herauszufinden, was alles Ihnen als Reizsituation gedient hat. Manchmal sind dies nämlich auch nur ganz unbedeutende Gedanken, die Ihnen so durch den Kopf gehen, beispielsweise: »Und was tue ich jetzt?« (Antwort: »Ich zünde mir eine Zigarette an!«) Der entscheidende Punkt dabei ist einfach, daß in Ihrem Denken regelmäßig das Verlangen zu rauchen, die Erwartung, jetzt gleich eine Zigarette zu bekommen, ausgelöst wird. Irgend etwas geschieht und Sie denken ganz automatisch, daß Rauchen Ihnen jetzt nützlich oder angenehm sein würde. Und so rauchen Sie.

Wenn Sie während einer Reihe von Jahren regelmäßig geraucht haben, geht Ihnen dieser Gedanke so sehr in Fleisch und

Blut über, daß Sie ihn häufig gar nicht mehr bemerken. Das ist zum Beispiel so, wenn Sie mitunter bemerken, daß Sie eine Zigarette in der Hand halten, und sich absolut nicht erinnern können, sie angezündet zu haben.

Aber auch wenn Sie es nicht bemerken, gibt es in Ihrem Geist doch immer ein auslösendes Moment, das dem Anzünden einer Zigarette vorangeht. Sonst würde Ihre Hand nicht zur Zigarette greifen und sie anzünden. Dieses auslösende Moment ist Ihr Verlangen zu rauchen: Sie sind sich dessen nur manchmal nicht bewußt.

Und wenn Sie jemals für eine bestimmte Zeit das Rauchen aufgegeben und dann wieder angefangen haben, dann liegt das daran, daß Sie eben dieses Verlangen, sich eine Zigarette anzuzünden, wieder empfunden und ihm nachgegeben haben. Sehr häufig behaupten Menschen, sie hätten aufgrund bestimmter Umstände wieder angefangen zu rauchen, zum Beispiel nach einem Streit oder einem Unfall. In Wirklichkeit geschah folgendes: Die Situation löst einen bedingten Reflex aus, das Verlangen zu rauchen, das Sie schließlich befriedigen. Dies mag banal klingen, aber es ist wichtig, den ganzen Ablauf der Ereignisse zu kennen: zuerst die entsprechende Situation, dann das Verlangen und *danach* der Akt des Rauchens.

Wenn Sie 40 Zigaretten pro Tag rauchen, dann erleben Sie 40mal am Tag das Verlangen zu rauchen – und befriedigen es 40mal. Manchmal genießen Sie die Zigaretten, manchmal nicht. Manchmal scheinen sie Ihnen zu helfen, dann wieder empfinden Sie sie als unangenehm. *Immer* jedoch läuft folgendes ab: Sie rauchen nicht, weil irgendwelche Ereignisse Ihre Hand wie durch Magie dazu bringen, zur Zigarette zu greifen und sie anzuzünden, sondern weil diese Ereignisse als Reiz wirken, der Ihr Suchtverlangen auslöst.

Und warum empfinden Sie dieses Verlangen? Aus dem einfachen und einzigen Grund, weil Sie bisher schon eine Menge geraucht haben. Rauchen ist »angelerntes Verhalten«. Und Sie haben Ihr Verlangen zu rauchen mit jeder Zigarette, die Sie je geraucht haben, verstärkt. Sie geben dem Verlangen nach und verstärken es gleichzeitig.

Wenn Sie bisher nicht mehr als zehn Zigaretten geraucht hätten, dann hätten Sie Ihr Verlangen nur zehnmal verstärkt. Unglücklicherweise sind Menschen, die nicht mehr als zehn Zigaretten geraucht haben, kaum motiviert, damit aufzuhören. Und so verstärken sie weiterhin ihr Verlangen, bis sie gut eine Viertelmillion Zigaretten geraucht haben. Erst dann versuchen sie ernsthaft, das Rauchen sein zu lassen.

Manche Raucher machen sich selbst Regeln (oder nehmen die anderer an) und rauchen bei bestimmten Gelegenheiten nicht. Es gibt Menschen, die niemals in bestimmten Zimmern, zum Beispiel im Schlafzimmer, rauchen. Andere rauchen nicht beim Frühstück oder im Auto. Wieder andere rauchen in bestimmten Arbeitssituationen nicht – etwa während des Unterrichts oder bei Vorstellungsgesprächen. In diesen Situationen kommt das Verlangen zu rauchen nicht auf, weil die Assoziation zur Zigarette niemals eingeführt worden ist. Aber in anderen Situationen rauchen sie sicher ebenso gewohnheitsmäßig und suchtgesteuert wie jeder andere.

Wie wir bereits im letzten Kapitel gezeigt haben, ist das Verlangen zu rauchen ein Gedanke, der in Ihrem Kopf entsteht, völlig unabhängig davon, wie hoch der Nikotinspiegel in Ihrem Körper gerade ist. Ihr Körper braucht nicht mehr Nikotin, weil Sie gerade Kaffeepause machen. Ihr Nikotinspiegel erreicht nicht deshalb gefährlich niedrige Werte, weil eine Freundin Sie besucht und sich in Ihrer Küche eine Zigarette anzündet. Nein, Sie werden nur einfach ans Rauchen erinnert, wenn es Zeit für die Kaffeepause ist oder Sie Ihrer rauchenden Freundin zusehen, und Sie sehen eine weitere Gelegenheit, Ihren Kick zu bekommen.

Was Sie bisher getan haben, läßt sich etwa wie folgt beschreiben: Sie haben sich darin geübt, vor allem in bestimmten Situationen eine Zigarette zu erwarten. Und diese Erwartung haben Sie durch tausendfache Wiederholung verstärkt.

Es gibt Leute, die so etwas nie getan haben. Sie haben nie geraucht, haben dieses Verhalten nie verstärkt und deshalb kommt ihnen erst gar nicht die Idee, daß sie jetzt rauchen könnten. Diese Menschen sind Nichtraucher, und meist verstehen sie nicht, warum überhaupt jemand raucht. Wenn sie eine Hiobsbotschaft erhalten, regen sie sich einfach nur darüber auf. Sie regen sich nicht auf und greifen zur Zigarette, wie Sie das tun. Sie kommen gar nicht auf die Idee, eine Zigarette zu rauchen, und zwar nicht, weil sie auf wundersame Weise schon als höhere Wesen zur Welt gekommen sind oder es im Leben besonders leicht gehabt haben, sondern weil sie sich niemals dafür entschieden haben, Raucher zu werden und dieser besonderen Art der Konditionierung höchste Priorität einzuräumen.

Hier stellt sich die große Frage, ob es für einen Raucher überhaupt möglich ist, Nichtraucher zu werden. Gibt es eine Möglichkeit, das Rauchen aufzugeben und nie mehr daran zu denken? Können Sie all die Jahre der Konditionierung ungeschehen machen, so daß Sie zum Beispiel einfach den Hörer abheben, wenn das Telefon läutet, und nichts weiter?

Für die große Mehrheit der Raucher klingt das wie die ideale – vielleicht auch einzige – Lösung. Doch hat sich diese Art von angelerntem Verhaltensprogramm erst einmal tief verwurzelt, gibt es keinen Weg, es wieder zu »löschen«. Es wurde zu häufig durch Wiederholung verstärkt, ist zu sehr mit ihrem Leben und ihrem Denken verflochten. Machen Sie sich auf eine schlechte Nachricht gefaßt: Sie werden das Verlangen zu rauchen vermutlich immer verspüren. Wie sehr Sie auch versuchen mögen, das Rauchen zu vergessen, nachdem Sie damit aufgehört haben, so können Sie doch niemals zu einer Person werden, die nie geraucht hat. Da Sie Raucher sind, können Sie kein Nichtraucher werden. Aber Sie können sich entschließen, zum Ex-Raucher zu werden. Und dieser Unterschied ist wichtig.

Doch es gibt auch gute Nachrichten: Sobald Sie aufgehört haben zu rauchen, verliert das Verhaltensprogramm allmählich an Kraft, weil Sie es ja nicht mehr verstärken. Je eher Sie aufhören und je länger Sie dabei bleiben, um so schwächer wird es. Doch dazu kommen wir später.

Die Erinnerung an den Kick

Sind Sie erst einmal zum Raucher geworden, werden Sie dies niemals vergessen. Wenn Sie Dinge im Gedächtnis behalten, die Sie vor zehn oder zwanzig Jahren nur ein einziges Mal getan haben, ist es wohl ziemlich wahrscheinlich, daß Sie sich an etwas erinnern, das Sie mehrmals am Tag und während fast der ganzen Zeit Ihres Lebens als Erwachsener getan haben.

Doch daran zu denken, wie es war zu rauchen, ist mehr als ein simpler Erinnerungsvorgang, denn es ist der Nikotinkick, der sich tief in Ihr Gedächtnis eingegraben hat. Sie erinnern sich an die Auswirkungen einer Droge. Und diese Erinnerung bleibt lebendig. Wenn Sie aufhören zu rauchen, verblaßt sie allmählich, aber dieses alte Verhaltensprogramm verschwindet niemals vollständig. Das heißt, daß Sie als Ex-Raucher auch später von Zeit zu Zeit automatisch den Wunsch zu rauchen verspüren werden, vor allem in ganz bestimmten Reizsituationen: nach dem Essen, wenn Sie starken Emotionen ausgesetzt sind oder in Gesellschaft von anderen Rauchern, um nur ein paar der bekanntesten zu nennen.

Das ist vielleicht das Letzte, was Sie in diesem Augenblick hören möchten, aber hier gilt, was bei jedem anderen Problem auch gilt: Es ist besser, den unangenehmen Tatsachen ins Auge zu sehen, und nicht so zu tun, als gäbe es sie nicht, nur weil Sie Ihnen nicht gefallen.

Die meisten Raucher haben entschieden etwas gegen die Vorstellung, sie könnten immer noch Verlangen nach einer Zigarette empfinden, wenn sie erst einmal aufgehört haben. Aus diesem Grund zielen viele Methoden zur Raucherentwöhnung darauf ab, Ihnen zu helfen, dieser unangenehmen Tatsache aus dem Weg zu gehen. Vielleicht haben Sie es schon einmal mit einer dieser Techniken versucht und festgestellt, daß sie Ihnen zwar helfen, das Rauchen kurzfristig aufzugeben, aber nicht, das auch auf lange Sicht durchzuhalten.

Für kurze Zeit ist es ziemlich einfach, sich auf die gefährlichen und abstoßenden Auswirkungen des Rauchens zu konzentrieren, so daß Sie damit der Lust auf eine Zigarette den Garaus machen können. Doch auf Dauer wird dieses Argument ein wenig fadenscheinig. Die Erinnerung an die Sucht kommt zurück – Sie wollen diesen Kick haben – und so rauchen Sie am Ende wieder.

Viele Raucher haben schließlich, nach mehreren gescheiterten Versuchen, diese Tatsache für sich entdeckt: Die Lust auf eine Zigarette wird sie nie vollkommen verlassen. Unglücklicherweise schließen sie meist daraus, daß sie niemals in der Lage sein werden, das Rauchen für längere Zeit zu lassen. So viele Raucher scheitern bei ihren Versuchen aufzuhören, immer und immer wieder, nur weil sie hoffen, daß sie sich von ihrem Suchtverlangen befreien können. *Wenn Sie glauben, Erfolg hieße, nicht mehr rauchen zu wollen, dann ist ein Fehlschlag unvermeidlich*!

Doch es gibt einen Ausweg. Und so sieht der Schlüssel dazu aus: Daß Sie Lust auf eine Zigarette verspüren, heißt noch nicht, daß Sie jetzt rauchen *müssen*. Sie können lernen, mit diesem Verlangen umzugehen, ohne sich eine Zigarette anzuzünden. Vielleicht denken Sie nun, das sei unmöglich, doch tatsächlich hat sich diese Methode auf lange Sicht bereits als wirksam erwiesen. Wenn Sie bereit sind weiterzulesen, wird Ihnen jeder einzelne Schritt auf dieses Ziel hin klar werden.

Ich habe in den letzten 14 Jahren Hunderte von Rauchern diese Methode gelehrt und sie betreut – mit ausgezeichneten Langzeitergebnissen: Mehr als 75 Prozent aller Personen, die einen meiner Kurse besucht haben, waren ein Jahr später immer noch Ex-Raucher. *Um auf lange Sicht das Rauchen aufgeben zu können, ist es nicht nötig, daß Sie die Lust auf eine Zigarette verlieren. Sie müssen nur lernen, mit dieser Lust umzugehen.* So habe ich es geschafft, seit über zehn Jahren Ex-Raucherin zu bleiben. Und Sie können das auch schaffen! Anfangs ist dazu etwas Zeit und Energie nötig, aber es ist machbar.

Wenn Sie lernen wollen, wie Sie mit dem Verlangen nach einer Zigarette umgehen und so erfolgreich das Rauchen aufgeben können, gibt es nur zwei große Hindernisse. Das erste ist das Gefühl, unfreiwillig auf etwas verzichten zu müssen, das zweite das Problem, wie Sie dem Wunsch zu rauchen widerstehen können.

Das Gefühl des Verzichts

Wenn Sie schon einmal aufgehört haben zu rauchen und dabei ein Gefühl des Verzichts empfanden, haben Sie vermutlich auch ein wesentlich stärkeres, ja fast unerträgliches Bedürfnis nach einer Zigarette verspürt. Wenn Sie glauben, daß Ihnen etwas fehlt, erscheint Ihnen alles gleich hundertmal schlimmer: Sie geraten in Panik. Ihr Verlangen verstärkt sich in übertriebenem Maß. Sie sind deprimiert, gereizt und fühlen sich wie auf der Folterbank. *Doch das Verlangen nach einer Zigarette ist nicht automatisch an dieses Gefühl des Verzichten-Müssens gekoppelt.* Sie glauben vielleicht, daß das nicht möglich ist, doch Kapitel 4 und 5 werden Ihnen zeigen, wie das zu bewerkstelligen ist.

Dem Verlangen widerstehen

Als Raucher haben Sie zwei verschiedene Möglichkeiten zur Auswahl: Entweder Sie rauchen weiter oder Sie lernen, mit Ihrem Bedürfnis nach einer Zigarette umzugehen, was Sie in die

Lage versetzt, das Rauchen sein zu lassen, ohne wiederanzufangen.

Vielen Rauchern erscheinen beide Wege nicht gerade als Pfad zum Paradies: Sein Leben als Raucher zu fristen, ist schlimm, aber ständig Lust auf eine Zigarette zu haben, klingt auch nicht gerade lustig. Doch tatsächlich ist es so, daß Sie von dem Moment an, da Sie gelernt haben, mit Ihrem Verlangen richtig umzugehen, es ganz leicht kontrollieren können. Wenn Sie jedoch nicht wissen, wie Sie das anfangen sollen, dann bleibt Ihnen nur die Hoffnung, daß Ihre Lust auf eine Zigarette sich irgendwie in Luft auflöst, wenn Sie nur lange genug warten.

Wenn Sie jemals versucht haben, mit dem Rauchen aufzuhören, dann wissen Sie vermutlich, wovon ich spreche. Höchstwahrscheinlich hatten Sie häufig ein sehr starkes Verlangen zu rauchen, das Sie zu ignorieren versuchten. Wenn das nicht klappte, haben Sie wohl dagegen angekämpft.

Das ist schade, denn tatsächlich entstehen viele der Probleme beim Aufhören nicht, weil Sie Lust auf eine Zigarette haben, *sondern weil Sie wünschen, es würde diese Lust nicht geben.* Die meisten Ihrer Schwierigkeiten in diesem Stadium haben Sie, weil Sie gegen Ihre Lust zu rauchen ankämpfen. Viele der Symptome, die als Folgen des Entzugs gelten – wie erhöhte Spannung und Ängstlichkeit –, sind in Wirklichkeit auf diesen Kampf zurückzuführen. Ihre Nervosität, die Übelkeit, die Schmerzen in Kopf, Kiefer, Nacken und Schultern, die Magenschmerzen, die zusammengepreßten Zähne und die zusammengeballten Fäuste sind durchweg Anzeichen für das Ringen, das sich in Ihrem Innern abspielt. Sie selbst sind es, der gegen Ihren Wunsch zu rauchen ankämpft, weil Sie ihn nicht spüren wollen. Sie tragen diese Auseinandersetzung vielleicht nicht bewußt aus. Normalerweise bildet sich dieser Widerstand automatisch.

Vielleicht haben Sie auch ein bißchen Angst. Solange Sie mit dem Verlangen kämpfen, laufen Sie schließlich ständig Gefahr zu verlieren. Vielleicht fühlen Sie sich davon überrollt. Oder Sie *fürchten*, schließlich überrollt zu werden. Die Angst verstärkt

Ihren Widerstand noch. Am Ende fühlen Sie sich, als wären Sie mitten auf einem Schlachtfeld. Hat der andauernde Kampf Sie schließlich mürbe gemacht, greifen Sie wieder zur Zigarette und verbuchen abermals einen Mißerfolg.

Doch für dieses Problem gibt es auch eine andere Lösung. Diese ist ausgesprochen wirkungsvoll und läßt sich problemlos in Ihr Leben einbauen. Es geht dabei darum, den Wunsch nach der Zigarette zu akzeptieren, seine Existenz anzunehmen und nicht dagegen anzukämpfen. Das Verlangen zu rauchen ist einfach da. Es ist wie eine solide Mauer. Sobald Sie aufhören, mit dem Kopf dagegen anzurennen und zu wünschen, es gäbe sie nicht, tut's nicht mehr so weh.

Außerdem bringt der Kampf gegen das Verlangen noch ein weiteres Problem mit sich. Wenn Sie denken, daß Sie von Ihrer Lust auf eine Zigarette loskommen sollten, haben Sie vielleicht eines Tages tatsächlich das Gefühl, Sie hätten es geschafft. Der Fehlschluß, dem Sie hier aufgesessen sind, hilft Ihnen vielleicht, kurzfristig aufzuhören, doch ist die Wahrscheinlichkeit ziemlich hoch, daß Sie früher oder später wieder zu Tabak und Zigaretten greifen.

Das Hinterzimmer Ihres Bewußtseins

Meistens versuchen Menschen, die das Rauchen aufgeben, dem Wunsch nach einer Zigarette zu widerstehen. Manche schaffen es sogar, diesen Drang vollständig aus ihren Gedanken zu verbannen, so daß sie ihn überhaupt nicht mehr verspüren. Diesen Sachverhalt bezeichnet man als Verdrängung oder Repression. In *A Primer of Freudian Psychology* wird sie wie folgt definiert: »Repression drängt eine gefährliche Idee, Erinnerung oder Wahrnehmung aus unserem bewußten Erleben hinaus und errichtet eine Hemmschwelle gegen jede Art von motorischer Entladung (wie körperliche oder seelische Empfindungen).«

Verdrängung ist ein seelischer Bewältigungsmechanismus

und kann als solcher für uns lebensnotwendig sein. Dazu ein praktisches Beispiel: Wenn Sie weglaufen, weil Sie in Gefahr sind, und sich dabei den Fuß verstauchen, wird der Schmerz so lange verdrängt, bis Sie in Sicherheit sind.

Auch das Unterdrücken von Gefühlen ist ein Weg, wie man mit schwierigen Situationen fertig werden kann. So unterdrücken Sie beispielsweise Ihren Ärger, wenn ein Wutausbruch Sie in Schwierigkeiten bringen würde. Oder Sie verdrängen Ihre Trauer, um sich von tragischen Umständen nicht unterkriegen zu lassen.

Für die meisten Raucher ist die Verdrängung ihrer Lust zu rauchen der einzige Weg, den sie beschreiten, wenn sie aufhören wollen. Und eine breite Palette von Techniken und Büchern bestärkt Sie noch in dieser Vorgehensweise. Mitunter zielen die Ratschläge auch darauf ab, das Rauchen ganz aus dem eigenen Denken zu verbannen: Sorgen Sie dafür, daß Sie immer etwas zu tun haben. Ändern Sie Ihren Tagesablauf. Vermeiden Sie Situationen, die in Ihnen den Wunsch nach einer Zigarette wachrufen. Und wenn Sie ans Rauchen denken, lenken Sie sich so schnell als möglich ab, damit Sie nicht in Versuchung geraten.

Es gibt Menschen, die damit prahlen, daß sie das Rauchen aufgeben können und hinterher kein oder nur ein sehr geringes Verlangen nach einer Zigarette spüren. Das bedeutet aber nur, daß sie besonders gründlich verdrängen können. Manchen Menschen fällt die Verdrängung leicht, anderen weniger. Das heißt noch nicht, daß deren Sucht geringer ausgeprägt ist. Wenn Sie früher bereits einmal aufgehört haben zu rauchen und Ihnen dies ziemlich einfach vorgekommen ist, dann haben Sie es vielleicht mittels Repression geschafft. In Kapitel 2 haben wir von Malcolm gehört, der – solange er im Krankenhaus war – seinen Wunsch zu rauchen eine Woche lang einfach unterdrückte. Das ist nicht ungewöhnlich: Viele Raucher können ihr Verlangen nach einer Zigarette tage- oder wochenlang unterdrücken, vor allem wenn sie krank sind oder sich in einer ihnen unbekannten

Umgebung befinden. Aber auch wenn Sie es schaffen, das Verlangen für Tage oder Wochen aus Ihrem Kopf zu verbannen, wird es Ihnen doch kaum gelingen, es für immer zu unterdrücken.

Viele Raucher sind allerdings nicht in der Lage, ihren Wunsch zu verdrängen. Diese Fähigkeit nimmt auch mit den Jahren ab. So kann ein Raucher nach fünf Jahren Abhängigkeit von der Zigarette vielleicht noch mittels Repression das Rauchen für eine bestimmte Zeit aufgeben, doch wenn er erst einmal 20 Jahre lang geraucht hat, wird ihm das wohl nicht mehr so ohne weiteres gelingen. Greifen Sie auf das Mittel der Verdrängung zurück, um mit dem Rauchen aufzuhören, ist es nur eine Frage der Zeit, wann Ihr Verlangen so stark geworden ist, daß Sie wieder anfangen.

Es gibt eine Vielzahl von Methoden, die Rauchern helfen, Ihr Suchtverlangen zu verdrängen. Viele Akupunktur- und Hypnosetechniken zielen darauf ab, ebenso wie die verschiedenen aversiven Methoden. Funktioniert die Verdrängung bei der angewandten Methode, erzielt diese natürlich hohe Kurzzeit-Erfolgsquoten. Darum möchte ich jetzt noch genauer auf die Aversionstherapien eingehen, denn ich nehme an, daß Sie diese Technik schon des öfteren anzuwenden versucht haben, möglicherweise ohne sich darüber im klaren zu sein.

Es ist einfach ekelhaft!

Die meisten Menschen, ob sie selbst rauchen oder nicht, denken nicht gerade positiv über das Rauchen. Und Leute, die niemals geraucht haben, hegen natürlich eine heftige Abneigung dagegen: Sie sehen nur, daß es nicht eben gut riecht, allerhand Unheil anrichtet und der Gesundheit schadet.

Doch es gibt auch viele Raucher, die das Rauchen abstoßend finden, zumindest bei bestimmten Gelegenheiten. So ekeln sie sich zum Beispiel am Morgen nach einem Fest meist körperlich und seelisch vor den vielen Zigaretten, die sie am Abend zuvor gepafft haben. Zu diesem Zeitpunkt empfinden sie entweder gar kein oder nur ein sehr geringes Verlangen zu rauchen, das sie ganz leicht ignorieren können.

Eine bekannte aversive Technik macht sich nun dieses Phänomen zunutze, indem sie die Raucher dazu bringt, sehr schnell ungeheuer viel zu rauchen und sich dabei darauf zu konzentrieren, wie schmerzhaft der Rauch in der Kehle brennt und wie schlecht es ihnen dabei geht. Eine andere Technik bedient sich leichter Elektroschocks; eine weitere, etwas weniger drastische arbeitet mit Gummibändern, die Sie beim Rauchen gegen Ihr Handgelenk schnellen lassen. Dahinter steht die Idee, eine assoziative Gedankenverbindung zwischen Rauchen und Schmerz zu schaffen. Eine Aversion (Abneigung) kann auch dadurch geschaffen werden, daß man sich immer und immer wieder sagt, wie schlecht, ekelhaft und sinnlos das Rauchen ist.

In all diesen Fällen ist das Ziel dasselbe: Sie von Ihrem Wunsch zu rauchen abzubringen und so Ihr Verlangen nach einer Zigarette zu übertönen. Wann immer Sie danach ans Rauchen denken oder wann immer man Ihnen danach eine Zigarette anbietet, sollen Sie darauf mit Abscheu und Ablehnung reagieren.

Dies ist ein Weg, das Rauchen aufzugeben, und für einige Menschen hat diese Methode sogar auf längere Sicht Erfolg. Vielleicht kennen Sie den Typus Ex-Raucher, der sehr viel Getue um diese Tatsache macht und immer wieder betont, wie widerlich, abstoßend, übelriechend und ungesund das Rauchen sei. Diese Menschen leben ihre eigene Abneigung aus und verstärken sie, indem sie darüber sprechen.

Wo liegt also das Problem? Nun, um auf Dauer wirksam zu sein, muß die Aversion umfassend und eindeutig sein. Der menschliche Geist aber ist komplex und häufig widersprüchlich. (Das gilt für den Geist jedes einzelnen, nicht nur für den Ihren!) Viele Menschen finden es unmöglich, ihren Geist auf Dauer so sehr nur auf eine Sache auszurichten, vor allem wenn es sich um ein Suchtproblem handelt. Der verkaterte Raucher beispielsweise, den wir zuvor erwähnt haben, empfindet vielleicht den ganzen Morgen lang Übelkeit beim bloßen Gedanken an eine Zigarette. Wenn jedoch der Kater verfliegt, dann verschwindet mit ihm auch die Abneigung. Dem Raucher ist wieder nach ein bißchen blauem Dunst und so pafft er am Abend munter weiter.

Auch wenn Sie sehr hart daran arbeiten, eine Aversion gegen das Rauchen zu entwickeln, so ist es doch unvermeidlich, daß sich auch einige positive Erinnerungen mit der Zigarette verknüpfen. So kehrt das Suchtverlangen zu Ihnen zurück – und Sucht heißt, daß Sie einen heftigen Zwang verspüren, genau das zu tun, was Sie süchtig macht. Es ist also durchaus möglich, daß Sie im einen Moment überzeugt sind, daß Rauchen so ziemlich die widerlichste und übelriechendste Sache auf der ganzen Welt ist, und sich im nächsten Moment mit dem starken Verlangen nach einer Zigarette wiederfinden, weil Sie glauben, daß dies Ihr Leben schöner, aufregender und angenehmer machen würde. Im Kopf eines Rauchers existieren beide Extreme dicht nebeneinander, und das ändert sich nicht, wenn er das Rauchen aufgegeben hat.

Selbstverständlich ist es auch ganz realistisch, etwas gegen das Rauchen zu haben. Vielleicht wollen Sie ja in erster Linie aus diesem Grund aufhören. Rauchen *brennt* nämlich tatsächlich in der Kehle, es *macht krank* und es *stinkt* auch wirklich. (Nebenbei gesagt: Wenn Sie diese Tatsachen nicht hören wollen, dann liegt das daran, daß Sie sich vor dem Gefühl des Verzichten-Müssens fürchten. Kapitel 4 wird darauf näher eingehen.) Es ist gut, wenn Sie sich diese Dinge immer wieder vor Augen führen, aber erwarten Sie nicht, daß davon Ihr Verlangen zu rauchen verschwindet. Eine Abneigung gegen das Rauchen, die dazu führt, daß Sie Ihr Suchtverlangen unterdrücken, läßt Sie normalerweise nur sehr kurz auf Ihre Sucht verzichten.

Früher oder später werden Sie erleben, wie Ihre Lust auf eine Zigarette zurückkehrt. Das kann zu einer Zeit sein, in der Sie sehr unter Druck stehen, aber auch während Sie gerade entspannt Ihre Ferien genießen. Wenn Sie sich allein und einsam fühlen oder wenn Sie sich – von Freunden umgeben – auf einer Party amüsieren.

Wenn Sie dauerhaft mit dem Rauchen aufhören wollen, haben Sie wahrscheinlich mehr Erfolg, wenn Sie lernen, mit dieser Tatsache zu leben. Nicht Ihre Abneigung wird Sie vom Rauchen abhalten, sondern Ihre Fähigkeit, mit Ihrem Verlangen nach einer Zigarette richtig umzugehen.

Die Verdrängung funktioniert nicht!

Es gibt jedoch im Zusammenhang mit Repression noch sehr viel mehr Schwierigkeiten als nur die simple Tatsache, daß die meisten Menschen sie auf Dauer nicht aufrechterhalten können.

Da sind zunächst einmal die ungeheuren Anstrengungen, die manche Raucher unternehmen, um sich – was unmöglich ist – von ihrem Verlangen zu befreien. Doch allem aus dem Weg gehen zu wollen, was diesen Wunsch in ihnen hervorrufen könnte, vor allem anderen Rauchern – sei es im Beruf oder bei gesellschaftlichen Ereignissen, gerät schnell zur unpraktikablen und unpassenden Farce. Auch dürfte es ziemlich schwierig sein, sich wirklich *jederzeit* mit irgend etwas zu beschäftigen.

Meine Kursteilnehmer haben mir von allen möglichen verrückten und wunderbaren Ideen erzählt, die sie bei ihren früheren verzweifelten Versuchen, das Rauchen aufzugeben, ausgeheckt haben. Eine Frau, die auf dem Land lebte, schilderte mir, wie sie jedesmal, wenn der Wunsch zu rauchen sie ankam, hinausgelaufen sei und laut schreiend das ganze Haus umrundet habe. Ein anderer berichtete mir, er habe versucht, eine Zeit lang nur im Kopfstand zu rauchen. Er hatte die Theorie aufgestellt, daß er, wenn er alle anderen Reizsituationen ausschalten könnte, nur noch dann Lust auf eine Zigarette hätte, wenn er auf dem Kopf stünde. Da dies so selten vorkomme, meinte er, wäre er schließlich von seiner Lust zu rauchen befreit!

Ich brauche wohl nicht zu betonen, daß beide Versuche fehlschlugen. Aus diesem Grund landeten beide Raucher schließlich in meinem Kurs. Hinzufügen möchte ich jedoch, daß beide mittlerweile aufgehört und seitdem nicht wieder geraucht haben. Ihr Erfolg läßt sich darauf zurückführen, daß sie nunmehr einen völlig neuartigen Weg, mit ihrem Verlangen umzugehen, gelernt haben.

Eine weit schlimmere Dimension der Repression wird deutlich, wenn Sie sich klarmachen, daß der Wunsch zu rauchen ja Energie ist, eine physische Kraft wie Ärger oder Trauer. Mittlerweile wird die Tatsache, daß dauernde Verdrängung von Gefühlen zu körperlichen Krankheiten führt, wissenschaftlich allgemein akzeptiert. Dr. Bernie Siegel führt dies in seinem ausgezeichneten Buch *Prognose Hoffnung* klar aus: »Wenn ein Mensch Ärger und Verzweiflung verarbeitet, sobald sie auftauchen, kommt es erst gar nicht zu Krankheiten. Kümmern wir uns jedoch nicht um unsere emotionalen Bedürfnisse, dann setzen wir uns selbst der Gefahr aus, körperlich krank zu werden.«

Wenn Sie einen Teil eines natürlichen Wandlungsprozesses unterdrücken, dann verschwindet die verdrängte Erfahrung nicht. Sie wird nur einfach in Ihr Unbewußtes verschoben, so daß Sie sie zeitweise nicht mehr bewußt wahrnehmen. Hören Sie mit dem Rauchen auf, dann kann das verdrängte Verlangen nach einer Zigarette sich durch Symptome wie Hunger, Schlaf- oder Konzentrationsmangel wieder bemerkbar machen.

Die Bombe entschärfen

Ironischerweise fühlen sich manche Ex-Raucher recht sicher, sobald sie es schaffen, ihre Lust auf eine Zigarette zu unterdrücken. Sie denken, daß sie ihr Problem unter Kontrolle haben und dieses Mal mit ihrer Sucht fertig geworden sind. Die Abwesenheit des Suchtverlangens als Zeichen des Erfolgs zu sehen, ist ein ebenso verbreiteter wie verführerischer Irrglaube.

Verdrängung ist bestenfalls eine kurzfristige Möglichkeit, das

Rauchen aufzugeben. So als würden Sie auf einer Zeitbombe sitzen: Es ist nur eine Frage der Zeit, wann sie explodiert! Mit dieser Methode rauchen Sie vermutlich wieder, bevor Sie auch nur mitbekommen haben, was vor sich geht. Wenn Sie nicht gelernt haben, wie Sie mit dem Verlangen umgehen können, wird es sehr schwierig für Sie werden, es zu kontrollieren.

Repressive Techniken funktionieren bei einigen wenigen Menschen, bei den meisten Menschen aber haben sie auf längere Sicht keinen Erfolg.[4]

Die Methode, die in diesem Buch beschrieben wird, geht einen ganz anderen Weg. Sie geht davon aus, daß der Wunsch zu rauchen niemals vollständig und auf Dauer ausgelöscht werden kann. Deshalb haben Sie zwei Möglichkeiten: Entweder Sie versuchen, Ihrem Verlangen so lange Sie nur können aus dem Weg zu gehen, wodurch Sie am Ende vermutlich doch wieder beim Rauchen landen. Oder Sie lernen, wie Sie sich ihm stellen und es in den Griff bekommen können. Entscheiden Sie sich für letzteres, dann entschärfen Sie damit die Zeitbombe.

Dies ist zu Anfang vielleicht schwieriger, doch am Ende brauchen Sie keine Angst mehr zu haben, daß die Bombe hochgeht.

Wirkliche Kontrolle

Wenn Sie lernen, wie Sie mit Ihrem Wunsch zu rauchen umgehen können, steht Ihnen die Tür zum Erfolg offen. Sie können ein für allemal mit dem Rauchen aufhören. Sie kämpfen nicht dagegen an. Sie versuchen nicht, Ihr Verlangen loszuwerden, und Sie erwarten nicht, daß es verschwindet. Denken Sie immer daran, daß *die Unterdrückung dieses Wunsches nur einen Aufschub Ihres Problems bewirkt, dieses jedoch nicht löst*. In Wirklichkeit haben Sie sich erst im Griff, wenn Sie das Verlangen nach einer Zigarette akzeptieren können. Mit der Zeit wird es zwar geringer werden, doch jetzt ist das Allerwichtigste, daß Sie es annehmen und sein Auftauchen erwarten. Schließlich ist es kein

Zeichen der Schwäche oder des drohenden Scheiterns: Es ist ein normaler Aspekt des Lebens als Ex-Raucher.

Sobald Sie das Rauchen aufgegeben haben, wird sich der Drang, sich eine Zigarette anzuzünden, immer seltener einstellen. Und doch ist es nicht die immer geringer werdende Häufigkeit Ihres Verlangens zu rauchen, das Sie vor einem Rückfall bewahrt, sondern die Tatsache, daß Sie nun wissen, wie Sie dieses Bedürfnis handhaben können.

Sie werden lernen, es als das zu sehen, was es tatsächlich ist, es von anderen Komponenten der Situation zu trennen und schließlich zu entscheiden, was Sie tun werden.

In anderen Worten

GILL: Obwohl ich das Rauchen gerne aufgeben wollte, hatte ich doch ernsthafte Zweifel, ob mir das auch gelingen würde. Als ich mit dem Kurs begann, rauchte ich etwa 30 Stück pro Tag. Einige davon schmeckten mir, der Großteil aber nicht. Und mir war unwohl, weil ich so sehr von etwas abhängig war, was meist mehr Gewohnheit als Vergnügen war. So erkannte ich, daß ich die Kontrolle über mein Rauchen vollkommen verloren hatte.

Meine Zweifel bewirkten, daß ich während des Kurses der neuen Methode unbewußt Widerstand entgegenbrachte. Sie brachte mich irgendwie auf, und ich konnte einfach nicht glauben, daß das funktionieren sollte. Trotzdem folgte ich den Anweisungen und hielt mich an die Richtlinien. Die ersten Tage waren ziemlich schwierig, doch war – im Gegensatz zu meinen früheren Versuchen - die harte Zeit bereits nach zwei Wochen vorbei.

Für mich war das Wichtigste an dieser Technik, daß sie mir erlaubte, mich meinem Wunsch zu rauchen zu stellen und mich nicht davor zu fürchten. In genau dieser Erlaubnis aber besteht letztlich die persönliche Freiheit des einzelnen. Das Verlangen nach einer Zigarette ist plötzlich nichts mehr, was man fürchten und meiden, ja unterdrücken muß. Und sobald dieser schreckliche Druck verschwindet, hört man in aller Seelenruhe einfach auf zu rauchen.

Ein Jahr später fühle ich mich immer noch sicher, wenn ich auf Zigaretten oder andere Raucher treffe. Sie stören mich nicht im geringsten. Mir ist auch nicht nach Prahlen zumute. Ich nehme es einfach hin und bin froh, daß ich nicht mehr rauche. Für mich war das wie eine »sanfte Revolution«. Und eben weil sie so sanft war, bin ich sicher, daß dieser Zustand von Dauer sein wird.

Ihre Freiheit zu rauchen

»Adam war eben nur ein Mensch – und das erklärt alles. Er wollte den Apfel nicht um des
Apfels willen, er wollte ihn nur, weil er verboten war.«

Mark Twain

Ein weit verbreiteter Aberglaube besagt, daß Raucher keinerlei
Willenskraft besitzen. Oder zumindest weniger als andere Menschen. Aber Willenskraft wird nicht abgemessen: Jeder Mensch
besitzt einen freien Willen und die Kraft, ihn einzusetzen. Sie
nutzen ihre Willensstärke ständig. Es liegt allein in Ihrer Macht
zu entscheiden, ob Sie etwas tun oder lassen. Tatsächlich können Sie Ihrer Willenskraft gar nicht entkommen. Sie setzen sie
in jeder Minute Ihres Lebens ein, auch wenn es Ihr Wille ist, gar
nichts zu tun.

Weshalb sind manche Menschen dann nicht in der Lage, ihren
Willen, das Rauchen aufzugeben, effektvoll zu nutzen?

Es ist ungeheuer wichtig, daß Sie die Antwort auf diese Frage
verstehen. Denn tatsächlich funktioniert unser Wille dann am
besten, wenn er ohne Zwang eingesetzt wird. Unsere Willenskraft ist der *freie* Wille, und sehr viele Raucher machen den entscheidenden Fehler zu glauben, daß sie ihrem freien Willen ent-
sagen, wenn sie das Rauchen aufgeben. Sie glauben, daß sie mit
dem Aufhören ihre Freiheit zu rauchen verlieren.

Diese Art zu denken hat katastrophale Konsequenzen: das
jammervolle Gefühl, auf etwas verzichten zu müssen.

Sie werden das erleben, was Sie glauben

Nun müssen Sie vor allem eines wissen: Das Gefühl, auf etwas
verzichten zu müssen, entsteht schlicht und einfach aus einer be-

stimmten Art zu denken – und Ihre Denkgewohnheit können Sie verändern.

Obwohl die meisten Menschen, die das Rauchen aufgeben wollen, glauben, daß sie wirklich dazu entschlossen sind, leugnen sie diesen Entschluß doch in ihren geheimsten Gedanken. Wenn jemand aufhört zu rauchen, dann sagt er sich normalerweise Dinge wie »Jetzt darf ich aber wirklich nicht mehr rauchen!« Oder: »Ich muß nun wirklich aufhören!« Und genau dieses Denken des »Ich muß« und »Ich darf nicht« ist es, das dieses Gefühl des Verzichten-Müssens auslöst. *Die Vorstellung des Verzichts aber ruft schließlich andere Gefühle hervor. Ärger, Verlustgefühle und Frustration entstehen, weil Sie denken, daß Ihnen etwas verweigert wird, was Sie gerne haben möchten.*

Aber wenn Sie einmal genauer darüber nachdenken, dann werden Sie bemerken, daß Sie nur sehr selten längere Zeit gar keinen Zugang zu Zigaretten haben. Die einzige Möglichkeit, dies zu bewerkstelligen, läge darin, Sie irgendwo einzusperren – ohne Zigaretten und ohne Fluchtmöglichkeit! Dann hätten Sie Ihre Freiheit zu rauchen tatsächlich eingebüßt. Sie hätten tatsächlich keine Wahlmöglichkeit. Aber dies ist die *einzige* Situation, von der man mit Fug und Recht behaupten kann, daß Sie Ihre Freiheit zu rauchen verloren haben.

Würden Sie nun ohne Zigaretten in einer Zelle sitzen, dann wäre es nur zu verständlich, daß Sie das Gefühl haben, daß Ihnen etwas vorenthalten wird. Viele Raucher würden mit Ärger und Streß reagieren, zwänge man Ihnen ein derartiges Verbot auf. Und viele Raucher würden Mitleid mit sich selbst empfinden, wenn jeder rauchen dürfte, nur sie nicht.

Wie Sie sehen, wird Ihr Geist genauso reagieren, als wären Sie tatsächlich ohne Zigaretten in einer Zelle eingesperrt, wenn Sie – nachdem Sie aufgehört haben – glauben, Sie dürften nicht rauchen.

Wenn Sie sich selbst nicht ständig daran erinnern, daß Sie die Wahl haben, wenn Sie statt dessen mit Verboten und Einschränkungen arbeiten wie »Ich darf nicht rauchen« oder »Ich sollte nicht rauchen«, dann werden Sie sich bald fühlen, als nähmen Sie sich selbst etwas weg. Und dagegen werden Sie so sicher rebellieren, als hätte Ihnen tatsächlich jemand das Rauchen verboten.

Diese Gefühle des Verzichts und Verlusts beruhen fast immer auf der Illusion, daß uns unsere Freiheit genommen wird. Wenn Sie hingegen eine freie Entscheidung aus freiem Willen treffen, dann liegt es auf der Hand, daß niemand – auch Sie selbst nicht – Sie zum Verzicht zwingt.

»Ich muß unbedingt aufhören«

Dies ist eine Variante des Themas »Ich darf nicht«. Vielleicht hegen Sie diesen Gedanken manchmal sogar, während Sie gerade eine Zigarette rauchen: »Ich muß unbedingt aufhören.« Viele Raucher sagen sich das jeden Tag. Ein weit verbreiteter Gedankengang ist dieser: »Wenn ich weiter rauche, wird meine Gesundheit sich verschlechtern. Ich kann das nicht zulassen. Daher muß ich unbedingt aufhören.«

In Wirklichkeit stimmt das nicht. Wenn Sie glauben, daß Sie aufhören müssen, erkennen Sie nicht, daß Sie durchaus die Möglichkeit haben weiterzumachen – ob Sie das wollen oder nicht! Denn tatsächlich haben Sie die Freiheit, weiterhin zu rauchen *und* Ihrer Gesundheit zu schaden.

Wenn Sie das Rauchen aufgeben, weil Sie glauben, daß Sie dies unbedingt tun müssen, dann sagen Sie sich damit gleichzeitig, daß Sie keine Wahl haben, daß Sie gezwungen werden oder sich selbst zwingen, es einzustellen. Und so wird das Aufhören von der Befreiung, die es eigentlich ist, zu einer über Sie verhängten harten Strafe.

Im selben Maße wie Sie glauben, aufhören zu müssen, werden Sie dem Gefühl des Verzichten-Müssens ausgesetzt sein, wenn Sie das Rauchen erst aufgegeben haben.

Es ist also kein Wunder, wenn Raucher mit dem Aufhören zögern. Die meisten Raucher leben so: Sie sagen sich, daß sie unbedingt aufhören müssen – nur nicht heute.

Ganz anders stellt sich die Lage bei folgendem Gedanken dar: »Ich will aufhören zu rauchen!« Darin steckt, daß Sie eine freie Entscheidung treffen, um etwas Bestimmtes zu erreichen.

Doch sobald jemand ernsthaft versucht, das Rauchen aufzugeben, geschieht das normalerweise unter dem Motto: »Ich will eigentlich gar nicht aufhören, aber ich muß einfach.« Und so vergessen die meisten, daß sie das Rauchen wirklich lassen *wollen*.

Wenn Sie akzeptieren, daß Sie dies niemals wirklich tun *müssen*, wird sich bei Ihnen vielleicht die Erkenntnis durchsetzen, daß Sie es tatsächlich tun *wollen*.

Wie Sie erkennen, ob Sie Verlustgefühle haben

Viele Raucher erleben bis zu einem gewissen Grad das Gefühl, daß ihnen etwas fehlt, während sie aufhören zu rauchen. Doch diese Erfahrung kann von Person zu Person verschieden sein.

Ärger und Gereiztheit sind weit verbreitete Symptome. Einige Ex-Raucher suchen Streit mit anderen, werden intolerant, ungeduldig, aggressiv und manchmal sogar beleidigend. Manchmal scheint es, als habe ihre Persönlichkeit sich vollkommen gewandelt, seit sie das Rauchen aufgegeben haben.

Andere leiden schrecklich und sind wütend, weil sie aufgehört haben. Alles Vergnügen ist aus ihrem Leben entschwunden. Manche bekommen regelrechte Depressionen, ziehen sich von der Welt zurück und werden apathisch. Das geht manchmal so weit, daß sie denken, ein Leben ohne Zigaretten sei nicht mehr lebenswert.

Häufig empfinden sie heftiges Selbstmitleid, und es kommt gar nicht selten vor, daß sie andere Menschen, die immer noch rauchen, beneiden. Sie denken: »Die Glücklichen! Und ich Ärmste/r!«

Wenn Sie das Gefühl haben, auf etwas verzichten zu müssen, wird das Loskommen von der Zigarette in Ihren Augen zum großen Verlust. Tränen werden vergossen, als hätte man Ihnen – *gegen Ihren Willen* – etwas Wunderbares genommen. Sie fühlen sich als Opfer. Als säßen Sie in der Falle. Als wäre in Ihrem Leben plötzlich eine große Leere entstanden, die sich nie wieder füllen lassen wird.

In diesem Stadium wird Ihre Vergangenheit als Raucher Ihnen mit einem Mal als »gute, alte Zeit« vorkommen. Das Rauchen wird zur fixen Idee, und langsam beginnen Sie, sich Entschuldigungen auszudenken, die einen Rückfall rechtfertigen. Vielleicht brechen Sie einen Streit vom Zaun (vorzugsweise mit einer Person, die Sie gedrängt hat, aufzuhören) oder Sie setzen ein anderes Drama in Szene, so daß Sie letztlich eine gute Ausrede haben, um wieder rauchen zu können. Vielleicht genügt Ihnen aber auch schon ein weit schwächerer Vorwand.

Während Sie dieses Gefühl des Verlustes haben, wird Ihr Wunsch zu rauchen nicht geringer. Ganz im Gegenteil: Er wird immer stärker, nimmt übertriebene Ausmaße an, so daß Sie noch Monate, nachdem Sie aufgehört haben, ein heftiges Verlangen nach einer Zigarette haben können – und das über Stunden. Wenn Sie es überhaupt so lange schaffen!

Der bei weitem schädlichste Effekt, den dieses Sich-beraubt-Fühlen mit sich bringt, ist, daß Sie vollständig aus den Augen verlieren, weshalb Sie nicht wieder anfangen wollen. Vielleicht waren Sie während Ihrer Zeit als Raucher hoch motiviert, das Rauchen einzustellen. Es machte Sie krank, und Sie wünschten verzweifelt, es für immer aus Ihrem Leben zu verbannen. Also haben Sie damit aufgehört. Doch statt jetzt Freude und Erleichterung zu empfinden, fühlen Sie sich, als würden Sie bestraft – ja gemartert! Sie sehen nichts Gutes mehr daran, nicht zu rauchen. Ein Leben ohne Zigaretten kommt Ihnen schal, langweilig und unerträglich vor. Und außerdem können Sie sich beim besten Willen nicht erinnern, weshalb Sie so einen fabelhaften Zeitvertreib eigentlich jemals aufgeben wollten!

In extremen Fällen kann dieses Gefühl des Verlustes zu einer blinden Panik führen, einem ungeheuren Schrecken, der sich psychosomatisch in Furcht, verschiedensten Ängsten und Streßsymptomen äußert.

Das Gefühl, zwangsweise auf etwas verzichten zu müssen, macht aus der Raucherentwöhnung eine dramatische und unerträgliche Erfahrung, vor deren Hintergrund alles sein rechtes Maß verliert. Jemand, der dabei ist, das Rauchen aufzugeben, kann sich manchmal etwas desorientiert und verwirrt fühlen, ohne sich darüber groß aufzuregen. Eine Person aber, die unter extremen Verlustgefühlen leidet, wird in der gleichen Situation überreagieren und annehmen, daß sie jetzt langsam den Verstand verliert.

Wenn Sie diesem Gefühl des Verzichten-Müssens nicht entgegentreten, wird es Ihnen tatsächlich unmöglich, das Rauchen dauerhaft sein zu lassen: Es ist nämlich ziemlich schwierig, genügend Motivation zu entwickeln, um sich auf Dauer selbst etwas wegzunehmen.

Schwierige Umstände

Es gibt bestimmte Umstände, unter denen man leichter auf das »Ich muß«- und »Ich darf nicht«-Muster hereinfällt und folglich dem Gefühl des Verzichten-Müssens ausgesetzt ist. Wenn eine der im folgenden beschriebenen Situationen auf Sie zutrifft, heißt das noch nicht, daß Sie nicht in der Lage sein werden, das Rauchen aufzugeben. Sobald Sie nämlich wissen, woher Ihre Gefühle kommen, können Sie auch etwas dagegen tun.

Ernsthafte Ängste in bezug auf Ihre Gesundheit
Raucher, die sich ernsthafte Sorgen um ihre Gesundheit machen, stellen vielleicht die Gruppe mit den häufigsten und stärksten Verlustgefühlen dar. Wenn Ihnen Symptome wie Herzklopfen, starker Husten oder Kurzatmigkeit einen tüchtigen Schrecken

eingejagt haben, sind Sie vielleicht zu geschockt, um die Möglichkeit, daß Sie ja auch weiterrauchen könnten, ernsthaft in Betracht zu ziehen. Vielleicht hat Ihnen ja auch der Arzt unmißverständlich gesagt, daß Sie aufhören *müssen*.

Ironischerweise ist die Gefahr, daß Sie trotz Ihrer guten Vorsätze und Ihrer Anstrengungen wieder anfangen zu rauchen, sehr hoch, wenn Sie Ihre Denkgewohnheiten nicht ändern. Unternehmen Sie nichts dagegen, wird gerade die Intensität Ihres Glaubens, jetzt unbedingt aufhören zu müssen, in Ihnen unvermeidlich ein solch starkes Gefühl des Verlustes schaffen, daß es extrem schwer sein wird, Ex-Raucher zu bleiben.

Krankheit eines Verwandten oder Freundes

Wenn Sie je miterlebt haben, wie ein guter Bekannter Opfer einer schweren, durch seinen Nikotinkonsum verursachten Krankheit wurde und daran vielleicht sogar starb, haben Sie mit ziemlicher Sicherheit den starken Glauben entwickelt, daß Sie das einfach nicht zulassen »dürfen«.

Bestehende Gesundheitsprobleme

Vielleicht haben Sie ein bestimmtes gesundheitliches Problem, das Ihren Glauben verstärkt, nicht rauchen zu dürfen, obwohl es nicht direkt vom Rauchen verursacht wurde. Menschen mit Diabetes oder Asthma denken häufig, daß sie aufgrund ihres Gesundheitszustandes aufhören müßten. Vielleicht haben Sie auch eine angeborene Herz- oder Lungenschwäche.

Druck seitens anderer

Wenn Sie in erster Linie aufhören, weil jemand anderer Sie darum gebeten oder es Ihnen gar vorgeschrieben hat, werden Sie diese Person für Ihre Entscheidung verantwortlich machen. Und dies kann ein enorm starkes Gefühl des Verzichten-Müssens auslösen.

Als Raucher erzählt man Ihnen vielleicht immer und immer wieder, daß Sie unbedingt aufhören »müssen« oder daß Sie in bestimmten Situationen nicht rauchen »dürfen«. Menschen, die Sie lieben, drohen damit, Sie zu verlassen, oder schließen mit Ihnen irgendeinen Kuhhandel ab, der Sie dazu veranlassen soll, das Rauchen aufzugeben.

Immer mehr Arbeitgeber erlegen den Rauchern in ihren Betrieben Einschränkungen auf. Wo auch immer Sie sich aufhalten, scheinen die Menschen Ihnen mitzuteilen, daß Sie hier »nicht rauchen können« (oder »dürfen« oder »sollten«, was schließlich dieselben Empfindungen hervorruft).

Sich-verpflichtet-Fühlen

Das Rauchen aufzugeben, weil Sie sich anderen Menschen gegenüber verpflichtet fühlen, ist nur ein anderer Weg, wie Sie ein starkes Gefühl des Verzichts erzeugen. Eltern glauben häufig, es ihren Kindern schuldig zu sein, weil sie ihnen zum einen kein schlechtes Vorbild sein und sie andererseits auch nicht der Gefahr des Passiv-Rauchens aussetzen wollen.

Eine Schwangerschaft

Die Verpflichtung dem ungeborenen Kind gegenüber schafft selbstverständlich einen starken Druck, mit dem Rauchen aufzuhören. Und das Gefühl des Verlustes, das daraus entsteht, macht es mitunter ziemlich schwierig, diesen Prozeß durchzuhalten.

Schwangere Frauen haben natürlich allen Grund, das Rauchen aufzugeben. Mir geht es hier jedoch in erster Linie darum, daß sie den Unterschied erkennen, der zwischen »guten Gründen« und dem Druck, aufhören zu müssen, liegt.

Rollenmodelle und der heimliche Raucher

Möglicherweise entsteht der Druck, mit dem Rauchen aufzuhören, aus Ihrem Beruf. Sie könnten beispielsweise denken, daß Sie aufgrund Ihrer Tätigkeit anderen ein gutes Beispiel geben und deshalb nicht beim Rauchen gesehen werden sollten.

Vielleicht versuchen Sie sogar, die Tatsache, daß Sie rauchen, zu verbergen und werden so zum heimlichen Raucher. Für diesen Typ Raucher kann ein Nikotinkaugummi eine praktikable Lösung sein, doch das Gefühl des Verzichten-Müssens gibt der Sucht weiterhin Nahrung. Dies trifft vor allem auf Leute zu, die im Gesundheitsbereich tätig sind, und auf Lehrer und Geistliche.

Der andere Typus des heimlichen Rauchers verbirgt sein Laster, weil ganz offensichtlich ist, daß er davon krank wird. Wann immer dieser Typus versucht, das Rauchen aufzugeben, führen die enormen Schuldgefühle, die er empfindet, zu einem sehr starken Verlustgefühl, falls er nicht lernt, richtig damit umzugehen.

Eine strenge Erziehung

Wenn Sie eine sehr strenge Kindheit hinter sich haben, messen Sie wahrscheinlich jedem Akt der Rebellion, vor allem dem Rauchen, enorme Bedeutung zu. Hat man Ihnen gar gesagt, daß Rauchen eine Sünde sei, dann ist es nur zu verständlich, wenn Sie es im Grunde als verboten betrachten. Das kann dazu führen, daß Sie sehr viel später in Ihrem Leben die Tatsache, daß Sie aufhören wollen, eigentlich als Kapitulation vor dem allmächtigen Gesetz des »Du sollst nicht rauchen« betrachten und so das Gefühl entsteht, Ihnen sei etwas genommen worden.

»Ich darf nicht, kann nicht, muß, soll ...«

Möglicherweise sehen Sie Ihr ganzes Leben unter dem Aspekt des Müssens oder Sollens, so daß das Mit-dem-Rauchen-Aufhören nur ein weiterer Punkt ist, an den Sie mit dieser Haltung herangehen.

Gerade die Worte »Ich kann nicht« und »Ich muß« werden in unserem alltäglichen Sprechen und Denken häufig mißverständlich gebraucht. So sagen Sie beispielsweise: »Ich kann heute nicht mit dir zu Abend essen.« Das bedeutet allerdings nicht, daß Sie körperlich dazu nicht in der Lage sind oder es Ihnen untersagt wurde. Es heißt ganz einfach, daß Sie etwas anderes vorhaben, das Ihnen wichtiger ist.

Meist bereitet diese Wortwahl keinerlei Probleme. Tatsächlich schaffen Menschen vieles, indem sie sich sagen, daß sie ohnehin keine andere Wahl haben. Wenn es aber um Ihren Abschied von der Zigarette geht, dann liegt in Ihrer Wortwahl – sprich: in Ihrer Art zu denken – der entscheidende Unterschied zwischen Erfolg und Mißerfolg. Dem Problem des Verlustgefühls können Sie nämlich nicht anders aus dem Weg gehen.

Gehören Sie zu den Menschen, die häufig Ausdrücke wie »Ich muß« und »Ich darf nicht« gebrauchen, dann werden Sie an Ihren Denkgewohnheiten arbeiten müssen. Gelingt Ihnen das in bezug auf das Rauchen, so können Sie davon auch in anderen Lebensbereichen erheblich profitieren.

Übernehmen Sie Verantwortung und Sie haben die Kontrolle

Wenn Sie unter dem Gefühl des Verzichten-Müssens leiden, so heißt das auch, daß Sie für sich und Ihre Handlungen nicht die volle Verantwortung übernehmen. Wären Sie nämlich tatsächlich eingesperrt und hätten nicht eine einzige Zigarette bei sich, so wäre schließlich Ihre Zelle dafür verantwortlich, daß Sie nicht rauchen – und nicht Sie selbst.

Für diesen Irrtum sind wir alle empfänglich, denn in jedem von uns steckt das kleine Kind, das wir einmal waren, die fest eingeprägte Erinnerung an die Zeit, in der wir tatsächlich *nicht* für uns selbst verantwortlich waren. Hören Sie nun auf zu rauchen, indem Sie sich sagen »Du darfst nicht rauchen!«, dann wird das Kind in Ihnen sofort widerspenstig und rebelliert kräftig.

Wir alle übernehmen die psychologische Verantwortung für uns selbst nur allmählich. In diesem Prozeß erkennen wir, daß wir selbst die Schöpfer dessen sind, was wir denken, fühlen und tun. Sie, Sie ganz allein entscheiden, ob Sie rauchen oder nicht!

Vielleicht haben Sie Schwierigkeiten, die Dinge so zu sehen, weil Sie dazu neigen, anderen die Verantwortung für das, was Sie tun, zuzuschieben, und sich in allen Lebenssituationen weigern, zu erkennen, welchen Anteil Sie daran tragen. Ob Sie nun rauchen oder damit aufhören, beides erscheint Ihnen nur als weitere Gelegenheit, sich als Opfer der Umstände zu sehen.

Wenn Sie also das Rauchen aufgeben, machen Sie unbewußt andere dafür verantwortlich und projizieren Ihren Ärger auf die Menschen um Sie herum – Ihre Familie, Ihre Freunde oder Menschen, die Ihnen vollkommen fremd sind.

So kommt es, daß einige Menschen glauben, daß sie wirkliche Wüteriche sind und daß das Rauchen ihnen hilft, ihren Ärger unter Kontrolle zu halten. Und es hat tatsächlich diesen Anschein, wenn Ihnen nicht bewußt ist, was in Ihrem Kopf wirklich vor sich geht.

Gehören Sie zum eben beschriebenen Typus, dann bedeutet das nicht, daß Sie keine Chance haben, mit dem Rauchen aufzuhören. Sie müssen nur immer im Gedächtnis behalten, daß Sie *aus freiem Willen* aufgehört haben und daß niemand Ihnen das alles »angetan« hat. Möglicherweise sind Sie ärgerlich und gereizt, wenn Sie aufhören, aber das liegt nur daran, daß Sie Ihre freie Wahl vergessen haben: Sie müssen sich nur einfach daran erinnern.

Wollen Sie allerdings einzig und allein wegen eines anderen Menschen das Rauchen aufgeben, so habe ich nur einen Rat für Sie: Tun Sie's nicht!

Opfer und Belohnung

Wenn Sie sich sagen, daß Sie nicht rauchen dürfen, dann wird die Zigarette zur verbotenen Frucht – und wie wir alle wissen, schmecken gerade diese am süßesten. Um sich für dieses gewaltige Opfer zu entschädigen, werden Sie ein verstärktes Bedürfnis nach Belohnungen empfinden. Diese Belohnungen können vielerlei Gestalt annehmen: extravagante Geschenke, die Sie sich selbst machen, oder etwas Außergewöhnliches, vorzugsweise »Verbotenes«, zu essen. Schokolade vielleicht?

Möglicherweise glauben Sie auch, daß Ihre Familie oder Freunde Sie belohnen sollten, und werden ziemlich wütend, weil man nicht besonders nett zu Ihnen ist – wo Sie doch jetzt das Rauchen aufgegeben haben! Das ist vor allem dann wahrscheinlich, wenn Sie um eines anderen Menschen willen aufgehört haben.

Sehen Sie Ihren Entschluß jedoch eher als freie Entscheidung denn als Zwang, dann werden Sie erkennen, daß er seinen Lohn in sich trägt. Ihr Gesundheitszustand wird sich bessern. Sie werden auf sich stolz sein und Ihr Leben besser im Griff haben. Und wenn Ihnen das Leben als Ex-Raucher nicht angenehmer und lohnender erscheint, dann können Sie es ja immer noch aufgeben und wieder zum Raucher werden. Entscheiden Sie sich allerdings dafür, so nehmen Sie in Kauf, daß Sie Ihre Gesundheit ruinieren und daß Sie wahrscheinlich Ihre Abhängigkeit vom Rauchen immer stärker bedauern werden. Aber nichtsdestotrotz liegt es an Ihnen, wie Sie Ihr Leben gestalten wollen. Wenn Sie sich für das Rauchen entscheiden, müssen Sie die Folgen tragen. *Trotzdem ist Rauchen nicht verboten!* Sie dürfen rauchen. Sie haben jederzeit die Erlaubnis zu rauchen.

Haben Sie früher bereits einmal versucht, das Rauchen aufzugeben, und litten unter entsprechenden Verlustgefühlen, dann erschien Ihnen die erste Zigarette nach dem Rückfall vermutlich als wunderbare Sache. Oder Sie hatten widersprüchliche Gefühle: einerseits empfanden Sie Enttäuschung, weil Sie es nicht geschafft hatten, andererseits eine ungeheure Erleichterung. Das liegt daran, daß das Rauchen einer Zigarette Sie aus dem eingebildeten Käfig Ihres Verzichten-Müssens befreit. Je schneller die Zigarette die Symptome des »Verlusts« beseitigt, um so besser gelaunt und ruhiger werden Sie, um so mehr Befriedigung und

Erfüllung erfahren Sie. Aus diesem Grund ist es so wichtig, die Vorstellung des Verzichts zu überwinden. Wenn Sie das nicht tun, laufen Sie Gefahr, am Ende nur Ihre Sucht zu verstärken.

Die Rebellen

Fühlen Sie sich eingesperrt, weil Sie aufgehört haben zu rauchen, wird die Zigarette zum Schlüssel, der Ihnen das Tor zur Freiheit öffnet.

Viele Raucher fangen nur deshalb an zu rauchen, weil sie beweisen wollen, daß sie die Freiheit haben zu rauchen. Ein Großteil dieser Menschen raucht dann weiter und bleibt am Rauchen hängen, um dieses Gefühl der Freiheit nicht zu verlieren, so daß sie letztlich nicht einmal in der Lage sind, das Rauchen für einen kurzen Zeitraum sein zu lassen.

Deutlich wird das zum Beispiel dann, wenn »rebellische« Raucher, die ernsthaft aufhören wollen oder denen der Arzt das Aufhören verordnet hat, dem Gefühl des Verzichts zuvorkommen wollen, indem sie mehr rauchen als vorher. Etwa ein Drittel der Raucher in meinen Seminaren rauchen mehr als üblich, bevor sie mit dem Kurs anfangen. Sie versuchen, dem Gefühl, in der Falle zu sitzen, bereits aus dem Weg zu gehen, wenn sie noch gar nicht aufgehört haben! Diese Menschen glauben, daß sie aufhören müssen, und rebellieren schon im voraus gegen diese Einschränkung ihres Lebensgefühls.

Viele Raucher versuchen, das Rauchen aufzugeben, nur um sich letztlich aufgrund des eingebildeten Verlusts ihrer Freiheit eingesperrt zu fühlen und schließlich doch wieder anzufangen – um einmal mehr zu beweisen, daß sie die Freiheit haben zu rauchen: »Niemand schreibt mir vor, was ich zu tun habe. Ich kann rauchen und ich werde rauchen! Ich werde es ihnen zeigen!«

Eine Rebellion ist dann nötig, wenn man in irgendeiner Form Opfer eines Verbots geworden ist. *Sie können gar nicht rebellieren, wenn Sie bereits vollkommene Freiheit besitzen.*

Tatsächlich können Sie sich jederzeit für ein Leben als Raucher entscheiden. Sie werden zwar die Folgen einer solchen Entscheidung tragen müssen, aber diese nehmen Ihnen Ihre Freiheit zu rauchen nicht weg, wie furchterregend sie auch immer sein mögen. Denn diese Konsequenzen entstehen erst, wenn Sie Ihre Freiheit so ausleben, daß Sie sich für das Rauchen entscheiden.

Ihr Leben gehört Ihnen, und Sie haben die Freiheit es als Raucher zu leben, wenn Sie das wollen. Sie können rauchen. Sie können auch weiter rauchen. Sie können sogar täglich mehr rauchen, als Sie es jetzt tun. Und Sie können jeden einzelnen Tag Ihres Lebens rauchend verbringen, ohne je aufhören zu müssen.

Ich möchte Sie nicht dazu ermutigen, denn ein Leben als Raucher wird Sie teuer zu stehen kommen. Es wird Sie Gesundheit, Geld und Selbstachtung kosten. Möglicherweise bringt es Sie um Ihren Job, um Ihre Beziehungen und vielleicht sogar um Ihr Leben. Ich schlage Ihnen vor, einen Weg zu suchen, auf dem Sie das Rauchen aufgeben können, ohne Verlustgefühle zu empfinden, so daß Sie schließlich endgültig davon loskommen. Und der einzige Weg dorthin ist zu begreifen, daß Sie Ihre Freiheit zu rauchen keineswegs aufgeben, wenn Sie aufhören. *Und das auch wirklich zu glauben!*

So ist das Wichtigste, was Sie in bezug auf das Loskommen von der Zigarette verstehen müssen, dies: *Sie müssen nicht aufhören.* Nie und nimmer!

Klingt das in Ihren Ohren gefährlich? Es ist gut möglich, daß Sie Angst davor haben, sich selbst Ihre Freiheit zu rauchen einzugestehen.

Sie fürchten, daß Sie die Gelegenheit beim Schopf ergreifen werden, wenn Sie sich selbst sagen, daß Sie jederzeit rauchen dürfen. Also versuchen Sie, diese Angst auszulöschen, indem Sie sich selbst einreden, daß Sie keine andere Wahl haben, als mit dem Rauchen aufzuhören. Und genau dadurch erschaffen Sie das quälende Gefühl, auf etwas Wichtiges verzichten zu müssen.

Wenn Sie diese Zeilen lesen und noch rauchen, mag es Ihnen ziemlich offensichtlich erscheinen, daß Sie die Freiheit besitzen zu rauchen. Hier stehen oder sitzen Sie, zünden sich eine Zigarette an und rauchen sie zu Ende. Selbstverständlich können Sie das tun. Denn erst wenn Sie einmal aufgehört haben zu rauchen, erscheint Ihnen die Entscheidung, wieder damit anzufangen, als Niederlage. Wenn Sie tatsächlich das Rauchen aufgeben wollen, müssen Sie vor allem daran arbeiten zu begreifen, daß Sie sehr wohl die Freiheit haben zu rauchen – auch wenn Sie sie nicht in der Form ausleben, daß Sie sich eine Zigarette anzünden.

Diese Anpassung Ihrer Denkmuster hört sich vergleichsweise einfach an, doch höchstwahrscheinlich sind Ihre Glaubenssätze in bezug auf das Rauchen durch jahrelange Ausübung tief in Ihnen verwurzelt. Und es wird Sie ein wenig Zeit und Anstrengung kosten, das Steuer wieder herumzureißen.

Eine Kursteilnehmerin namens Susan, die erst kürzlich zu mir gekommen ist, kann als typisches Beispiel für eine Person gelten, die sich durch schwierige Probleme immer mit dem Gefühl durchbeißt, ihr fehle etwas. Kurz nachdem sie mit dem Rauchen aufgehört hatte, war sie zunächst sehr gereizt, dann lethargisch. Als ich etwa eine Woche später mit ihr sprach, litt sie sehr stark unter Verlustgefühlen. Sie sehnte sich danach, stundenlang Kette zu rauchen, obwohl der Gedanke, daß sie wieder anfangen könnte, sie sichtlich bestürzte. Verständlicherweise meinte sie, daß sie nicht sehr zuversichtlich sei, und erzählte mir, sie dürfe auf keinen Fall rauchen. Ihr (falscher) Gedankengang besagte, daß sie ihre Freiheit zu rauchen leugnen müsse, wenn sie es schaffen wolle. »Wenn ich leben möchte«, sagte sie, »darf ich nicht rauchen!« »Falsch!« antwortete ich ihr. »Du willst leben. Gut! Und die Zigaretten werden dich umbringen. Möglich! Aber die Wahrheit ist, daß du trotz alledem die Möglichkeit hast, genau das zu tun. Diese Freiheit besitzt du einfach, ob du sie nun willst oder nicht. Sie gehört zum Leben.«

Damit wollte ich sie nicht zum Rauchen ermutigen. Ich versuchte nur, ihr zu zeigen, daß es die Freiheit zu rauchen gab, damit sie sich weniger auf Entzug fühlte. Als sie ihre Art zu denken änderte, fühlte sie sich wesentlich zuversichtlicher. Sie hatte sich besser im Griff und fand es viel einfacher, ohne Zigaretten weiterzuleben.

Bei ihrem familiären Hintergrund wurden die Probleme, die sie mit der Vorstellung von der Freiheit zu rauchen hatte, allerdings verständlich. Ihre Eltern waren beide starke Raucher, und hatten ihr, obwohl sie beide täglich eine Zigarette um die andere rauchten, immer wieder erklärt, daß sie »niemals anfangen dürfe zu rauchen«. Bei beiden Eltern verursachte das Rauchen enorme gesundheitliche Probleme, und daher wünschten sie sich für ihre Tochter ein besseres Leben. Susan hingegen fing mit 16 an zu rauchen, und Sie können sich vielleicht vorstellen, wie ihre Eltern reagierten, als sie es herausfanden. Es gab eine Menge Geschrei und Gezeter, und wieder sagte man ihr, daß sie auf keinen Fall rauchen dürfe, ja daß sie »aufhören *müsse*«.

Ein paar Jahre später gab sie nach einem Besuch beim Hypnotiseur tatsächlich das Rauchen auf. Doch da sie ihren Wunsch nur unterdrückt hatte, rauchte sie bereits nach zwei Wochen wieder. Sie sah zwischen dem Gefühl, die freie Wahl zu haben, und den auftretenden Verlustgefühlen keinerlei Zusammenhang, bis sie in meinen Kurs kam – nach dreißig Jahren als Raucherin, in denen sie geglaubt hatte, sie dürfe nicht rauchen.

Wenn sie sich ins Gedächtnis ruft, daß sie tatsächlich die Freiheit zu rauchen hat, sieht sie ihr Dasein als Nichtraucherin als einfacher und positiver an. Ihr Verlangen nach einer Zigarette ist bedeutend leichter zu ertragen, während es vorher »wie ein Schrei in meinem Körper« war. Das Wissen, daß sie die Wahl hatte, war der Schlüssel.

Vielleicht wird sie ihre Freiheit zeitweise wieder vergessen, doch irgendwann erinnert sie sich wieder daran, bis ihr Denken sich schließlich soweit geändert hat, daß ihre Wahlmöglichkeiten für sie zur unverrückbaren Realität werden.

Manchmal dauert es ein Weilchen, bis der Groschen fällt. Und daher kommen die anfänglichen Probleme, wenn Sie das Rauchen aufgeben wollen. Es ist also ungeheuer wichtig, daß Sie immer daran denken, daß Sie jederzeit die *Freiheit* haben zu rauchen. Vielleicht ist Ihnen ja klar, daß Sie jederzeit rauchen können, doch dieser Glaube bewegt sich auf vergleichsweise oberflächlichem Niveau. Sie erkennen die Logik, die darin steckt, aber innerlich rebellieren sie immer noch gegen die Vorstellung, Sie seien nicht wirklich frei. Es dauert eben seine Zeit, bis sich das Denken auf allen Ebenen ändert.

Andere Menschen erkennen die Auswirkungen, die die Vorstellung des Nicht-frei-Seins auf sie hat, ohne zu sehen, daß diese nur durch das Denken verursacht werden. Tatsächlich ist nur den wenigsten Menschen klar, daß ausschließlich das Denken für diese Auswirkungen verantwortlich ist. Daher fragen mich Kursteilnehmer, die seit einer oder zwei Wochen unter der Vorstellung des Entzugs leiden, des öfteren: »Wann wird es denn endlich besser?« Und ich antworte ihnen: »Wenn Sie Ihre Denkgewohnheiten ändern!« Einer der Denkfehler in diesem Zusammenhang ist, zu glauben, diese Verlustgefühle seien körperlich bedingt – wie ein Grippevirus – und müßten einfach ertragen werden, bis sie sich auflösen. Ich hingegen habe gesehen, welche Wandlung in den vielen Menschen vorging, die ihr Denkmuster geändert hatten *und augenblicklich aufhörten, Verlustgefühle zu empfinden.*

- *Wenn Sie gereizt sind*, rufen Sie sich doch ins Gedächtnis, daß niemand Sie zum Aufhören zwingt und Sie also keineswegs in einer Falle sitzen: Sie können jederzeit rauchen – es liegt nur an Ihnen.
- *Wenn Sie unglücklich sind*, denken Sie daran, daß Sie nichts verloren haben. Der Griff zur Zigarette steht Ihnen immer frei.
- *Wenn Ihre Motivation nachläßt*, halten Sie sich vor Augen, daß sie keineswegs Gefangener einer unwiderruflichen Ent-

scheidung sind: Sie können zu jeder Zeit wieder anfangen. Erwägen Sie das Für und Wider dieser Wahl ehrlich und genau. Haben Sie auch nur einen guten Grund, das Rauchen sein zu lassen, wird er Ihnen dabei klar werden.

Das Rauchen aufzugeben muß sich nicht zur Tragödie oder quälenden Einschränkung entwickeln: Es kann eine Befreiung sein, die ihren Lohn in sich trägt. Aber so werden Sie es nur erleben, wenn Sie verstehen, daß Sie die Wahl haben: Sie können jederzeit wieder anfangen.

Diese Entscheidungsmöglichkeit existiert nicht nur, wenn Sie gerade aufgehört haben: Sie wird Sie für den Rest Ihres Lebens begleiten. Das kann schwer zu akzeptieren sein, vor allem, wenn Sie große Angst haben zu versagen. Wie Sie Ihre Freiheit zu rauchen genießen können – ohne sie fürchten oder verleugnen zu müssen –, wird Thema des nächsten Kapitels sein.

In anderen Worten

RUTH: Ich fing an zu rauchen, als ich acht war, aber ernsthaft rauchte ich erst mit 14 oder 15. Mein Zigarettenkonsum steigerte sich unaufhörlich, bis ich mit Anfang 40 etwa 80 Zigaretten täglich rauchte. Wenn ich, was häufig vorkam, erst spät ins Bett kam, waren es auch mal um die 120.

Ich versuchte öfter mal aufzuhören. Hauptsächlich, weil ich mich ob meiner extremen Abhängigkeit vor mir selbst ekelte. Die Zigaretten beherrschten letztlich mein ganzes Leben. Ich ärgerte mich, weil ich in der U-Bahn nicht rauchen durfte. Oder bei den Leuten, die etwas dagegen hatten.

Was mir an den Full-Stop-Kursen am meisten half, war einfach, daß sie mir dieses Gefühl geistigen Entzugs nahmen, der bei mir jeden vorherigen Versuch aufzuhören zunichte gemacht hatte. Der entscheidende Unterschied lag darin, daß mein Unterbewußtes so lange trainiert wurde, bis es kapierte, daß nie-

mand mich vom Rauchen abhielt, ja daß ich jederzeit rauchen konnte.

Das beste an meinem Dasein als Nichtraucherin ist das Gefühl der Freiheit. Ich ermutige zwar meine Freunde, sich das Rauchen mit Hilfe dieser Methode abzugewöhnen, aber ich nörgle nicht herum. Ein weiterer großer Vorteil dieses Kurses ist nämlich, daß er mich nicht zu einer dieser schrecklichen Bekehrten machte, die herumlaufen und andere Raucher verurteilen. Es stört mich nicht, wenn Leute um mich herum rauchen. Mein Haus ist voller Aschenbecher. Ich habe nicht einmal etwas gegen schalen Rauch, und frischen Rauch genieße ich sogar.

Entscheiden Sie sich jetzt

> »Dann erklärte er mir ..., daß meine Krankheit,
> meine fixe Idee nicht durch die Zigarette selbst,
> sondern durch den Vorsatz bedingt sei. Ich müsse
> dieses Laster aufgeben, ohne daraus einen Vorsatz
> zu machen.«
>
> *Italo Svevo, Zeno Cosini*

Viele Menschen, die meine Kurse zur Raucherentwöhnung besucht haben, erzählen mir hinterher – meist sehr viel später –, daß sie gar nicht erwartet hätten, es zu schaffen und auch weiter durchzuhalten. Höchstwahrscheinlich hatten sie vorher schon mehrfach versucht, das Rauchen aufzugeben – ob auf eigene Faust oder mit fremder Hilfe – und dabei immer wieder Mißerfolge erlitten. Es ist daher wahrscheinlich, daß auch Sie mehr oder weniger davon überzeugt sind, daß Sie, sogar wenn Sie es schafften aufzuhören, wohl nicht sehr lange Nichtraucher bleiben würden. Diese Sorgen sind verständlich und auch weit verbreitet. Das Problem liegt auch weniger darin, daß Sie einen Mißerfolg erwarten, sondern vielmehr an der Art, wie Sie auf diese Erwartung reagieren.

Zunächst bringt die Erwartung Sie vielleicht dazu, daß Sie es erst gar nicht versuchen: Wenn Sie keinen Versuch wagen, riskieren Sie nicht zu scheitern! Oder Sie reden sich ein, daß Sie lieber warten wollen, bis Sie stärker motiviert sind, denn dann, so glauben Sie, hätten Sie mehr Aussicht auf Erfolg. Doch das Warten auf die Motivation bedroht ernsthaft Ihre Gesundheit: Die meisten Raucher rechtfertigen ihr Laster damit, daß sie ja sofort aufhören würden, wenn ihnen tatsächlich etwas Schlimmes passieren würde.

Doch die Tatsache, daß Ihre Gesundheit auf dem Spiel steht, bringt Ihre Angst vor dem Mißerfolg nicht zum Verschwinden. Ganz im Gegenteil, sie verstärkt sie noch. Ich habe mit vielen

Rauchern gesprochen, die gleichsam zwischen Scylla und Charybdis festsitzen: Einerseits haben sie Angst davor, daß sie nicht versuchen werden, mit dem Rauchen aufzuhören, weil dies ja ihre Gesundheit untergräbt. Andererseits fürchten sie, bei dem Versuch zu scheitern.

Früher oder später jedoch werden Ihre Ängste Sie dazu treiben, es zu versuchen. Sie legen einen feierlichen Eid ab, nie wieder zu rauchen. Sie denken, daß Sie, um das Rauchen erfolgreich und dauerhaft aufgeben zu können, eine tiefe Verpflichtung sich selbst gegenüber eingehen müssen, die auch eingehalten werden muß – nun, da Sie Ihr Versprechen schon gegeben haben. Es handelt sich dabei um eine endgültige Entscheidung, die ein für allemal getroffen wurde, und die die Möglichkeit, daß Sie vielleicht wieder rauchen könnten, definitiv ausschließt.

Der Fallstrick beim feierlichen Eid

Ironischerweise ist es gerade dieser Gedanke, der so viele Raucher davon abhält, überhaupt einen Versuch zu wagen, vom Rauchen abzulassen. Und wenn sie es doch tun, entsteht durch diese Art zu denken ein so starkes Gefühl des Verlustes, daß es ihnen unmöglich wird, ihrer Verpflichtung nachzukommen. *Mit dem Versprechen, nie wieder zu rauchen, leugnen Sie Ihre Freiheit zu rauchen.* Und wie Sie aus dem letzten Kapitel wissen, ist es für Sie ganz wesentlich, diese Freiheit nicht aus den Augen zu verlieren, damit Sie nicht vom Gefühl des Verzichten-Müssens übermannt werden. Leider ist für die meisten Menschen, die das Rauchen aufgeben wollen, die Aussicht auf einen Mißerfolg so schrecklich, daß sie die schiere Möglichkeit einfach ableugnen.

Könnten Sie Ihre Freiheit zu rauchen wirklich auslöschen, dann wären Sie wahrhaftig völlig sicher. Wenn Sie tatsächlich für immer ohne Zigaretten in einer Zelle eingesperrt wären, wäre Ihr Weg zum Nichtraucherdasein bestimmt mit Erfolg gekrönt.

Doch wenn Sie weiterhin Zugang zu Zigaretten haben, dann ist dieses Gefühl der Sicherheit eine gefährliche Illusion.

Das erklärt, weshalb manche Raucher mit ihrem Wunsch, das Rauchen aufzugeben, immer und immer wieder scheitern, obwohl sie durch und durch motiviert scheinen. Je verzweifelter sie es versuchen, um so dicker werden die Wände Ihres »feierlichen Eides«, um so unentrinnbarer scheint ihnen die Falle und um so stärker werden ihre Verlustgefühle. Also brechen sie nach einer kurzen, aber qualvollen Zeit zusammen und fangen wieder an zu rauchen, was nur die Verzweiflung bei ihrem nächsten Versuch vergrößert. Das ist ein Teufelskreis! Und genau diese Situation schaffen Sie sich vielleicht auch, wenn Sie sich Ihrer eigenen Haltung nicht bewußt sind.

Wie für alle Probleme, die Raucher sich bei ihren Versuchen, damit aufzuhören, schaffen, so gibt es auch für dieses eine ganz einfache Lösung: Ändern Sie Ihr Denken, so daß es positiv und realistisch wird. Wenn Sie es dieses Mal wirklich schaffen wollen, müssen Sie Ihre Furcht vor dem Mißerfolg überwinden, ohne Ihre Freiheit des Scheiterns zu leugnen. Und das können Sie bewerkstelligen, indem Sie sich immer nur *für den gegenwärtigen Augenblick* entscheiden, nicht zu rauchen.

Jetzt, jetzt, jetzt und jetzt ...

Wenn Sie sich entschließen, nicht zu rauchen, wie lange bleibt diese Entscheidung gültig? Vermutlich möchten Sie, daß dieser Zustand mindestens eine Stunde andauert. Oder besser noch für immer. Aber so funktioniert das Leben nicht.

Tatsächlich können Sie diese Entscheidung nur für den Moment treffen, in dem Sie sich entscheiden, genau in diesem Augenblick, im Hier und Jetzt. Wenn Sie zum Beispiel um 12.30 Uhr beschließen, nicht zu rauchen, dann müssen Sie sich, noch bevor die Uhr 12.31 Uhr zeigt, von neuem entscheiden. Da Entscheidung immer bedeutet, daß es Alternativen gibt, *könn-*

ten Sie sich durchaus um 12.31 Uhr dafür entscheiden zu rauchen. Oder Sie *könnten* wieder beschließen, es *nicht* zu tun ...

Wenn Sie tatsächlich aufhören zu rauchen, dann fängt das nicht damit an, daß Sie ein Versprechen ablegen. Es fängt damit an, daß Sie sich entscheiden, in diesem einen Augenblick nicht zu rauchen. Und Sie wissen dabei, daß Sie in der Folge noch sehr viele Entscheidungen treffen werden.

Anfangs hört sich das unerträglich, ja unmöglich an. Es scheint so viel einfacher, einmal eine Entscheidung zu treffen und sich dann ständig einzureden, daß man sich daran halten *müsse*. Doch wie wir bereits gesehen haben, ist dieser Weg tatsächlich weit schwieriger. Sobald Sie dieses Prinzip aus tiefstem Herzen akzeptiert haben, wird es für Sie ganz einfach und selbstverständlich sein, Entscheidungen nur für den Augenblick zu treffen. Denken Sie auch daran, daß das Verlangen zu rauchen, und damit auch der Entscheidungsprozeß, mit der Zeit immer seltener wird.

Wenn Sie aufhören zu rauchen, indem Sie laut verkünden »Ich habe meine letzte Zigarette geraucht – ich werde nie wieder rauchen«, dann leugnen Sie damit Ihre Freiheit zu rauchen. Und schon sitzen Sie im Gefängnis Ihrer Verlustgefühle fest. Denn sogar wenn Sie nur verkünden, daß Sie in der nächsten Stunde nicht rauchen werden, werden Sie eine Stunde lang das Gefühl haben, daß Ihnen etwas fehlt.

Setzen Sie sich auf jeden Fall das Ziel, Nichtraucher zu bleiben. Aber vergessen Sie dabei niemals, daß Sie dieses Ziel nur erreichen können, indem Sie sich im Hier und Jetzt ständig wirklich entscheiden. *Sie können jederzeit wieder rauchen, wenn Sie wollen.* Dieses Wissen macht den Unterschied aus zwischen dem Gefühl des Verlusts und dem der Freiheit, das uns erst zur Entscheidung befähigt.

Raucher beschreiben ihre Erfahrung beim Aufhören häufig als Prozeß des Trauerns. Sie sehen die Zigarette als Kameraden, mit dem sie den größten Teil ihres Lebens verbracht haben. Wenn sie daher diese Beziehung »abbrechen«, meinen Raucher oft, daß sie einen großen Verlust zu betrauern hätten, das Hinscheiden dieser »Freunde«.

Doch gibt es da einige entscheidende Unterschiede zu realen Trauersituationen. Denn zunächst einmal ist die Zigarette nicht Ihr Freund. Zumindest nicht mehr als die Schnapsflasche dem Alkoholiker oder die Spritze dem Heroinsüchtigen Freundin ist. Das ist nur einer der typischen Selbsttäuschungsmechanismen von Drogenabhängigen.

Noch wichtiger ist allerdings, daß *Sie Ihre Zigaretten gar nicht verlieren, wenn Sie zu rauchen aufhören.* Das Gefühl, sie verloren zu haben, rührt daher, daß Sie denken, Sie würden nie wieder rauchen. Wenn jemand stirbt, dann ist dieser Mensch für immer von uns gegangen. Und aus diesem Grund trauern Sie: Sie werden diesen Menschen nie wieder sehen. Das ist endgültig, und Sie haben diesbezüglich keine Wahl.

Wenn Sie das Rauchen immer nur für den gegenwärtigen Augenblick aufgeben, dann behalten Sie dabei im Hinterkopf, daß Sie es jederzeit wieder aufnehmen können. Die Möglichkeit, daß Sie wieder anfangen und vielleicht jeden Tag Ihres restlichen Lebens rauchend verbringen, besteht immer.

Wenn Sie sich diese Tatsache einmal klar und deutlich vergegenwärtigen, haben Sie keinen Grund mehr zu trauern. Selbstverständlich werden Sie sich dessen bewußt sein, daß Sie nicht rauchen. Aber zwischen der Wahrnehmung des Nichtrauchens und dem Gefühl des Verlustes gibt es einen gewaltigen Unterschied.

Am Anfang hat das Nichtrauchen vielleicht ein wenig den Charakter eines Balanceaktes. Sie stehen auf einer Klippe und bewegen sich langsam am Abgrund entlang. Ein falscher Schritt, und alles ist aus. Statt zu leugnen, daß hier ein Abgrund ist, sollten Sie lernen, wie Sie sich dort sicher bewegen können.

Druck von anderen

Sprechen Sie in den ersten Wochen, nachdem Sie aufgehört haben, mit anderen über Ihr Verhalten, so sollten Sie dabei erst recht im Kopf behalten, daß Sie sich nur für den Augenblick entscheiden. Wenn Sie meinen Rat befolgen und über Ihr Vorhaben schweigen, dann dauert es vielleicht ohnehin eine ganze Weile, bis jemand merkt, was Sie da tun. Wie Sie jetzt selbst sehen können, ist es um so besser für Sie, je länger Sie nicht erzählen, daß Sie aufgehört haben.

Früher oder später jedoch wird irgend jemand bemerken, daß Sie nicht mehr rauchen, und Sie direkt fragen, ob Sie aufgehört haben. Darauf sagen Sie am besten etwas, das Sie nicht allzu sehr dem Gefühl aussetzt, eine dauerhafte Verpflichtung eingegangen zu sein. Zum Beispiel: »Na ja, ich versuche, etwas weniger zu rauchen. Ich weiß noch nicht, ob ich aufhören möchte.« Oder: »Vielleicht rauche ich später eine.« Was die *anderen* davon halten, ist weiter nicht wichtig. Es zählt nur, daß Sie das Gefühl behalten, Ihre Wahl frei treffen zu können. So weit, so gut. Sie haben sich bisher nicht von einem unwiderruflichen Entschluß gefangennehmen lassen.

Wenn Sie nämlich herumlaufen und jedermann erzählen, daß Sie zu rauchen aufgehört haben, verstärken Sie damit nur das Gefühl, daß Sie es unbedingt schaffen müssen, was verheerende Folgen für Ihre Motivation hat. Der Druck von seiten Ihrer Mitmenschen wirkt sich gewöhnlich so aus, daß er Ihr Gefühl des Verzichten-Müssens verstärkt. Und genau das können Sie im Moment überhaupt nicht gebrauchen! Ihre Mitmenschen üben diesen Druck manchmal ganz unabsichtlich aus, indem sie so unschuldige Dinge sagen wie: »Das ist gut für dich!« Oder: »Bleib dabei!« Wenn Sie bereits unter Verlustgefühlen leiden, würden Sie ihnen jetzt vielleicht am liebsten eine herunterhauen. Oder Sie bekommen plötzlich schreckliche Lust, sich eine anzuzünden. Sie fühlen sich, als hätten sie Ihnen gerade gesagt, daß Sie nun nie wieder rauchen dürften. Und sofort lodert in Ihnen das Feuer der Rebellion auf.

Margaret, eine Frau um die 50, die über 40 Jahre lang geraucht hatte, schilderte mir einmal ein Gespräch mit ihrem Vater, das sich ein paar Wochen, nachdem sie einen Full-Stop-Kurs besucht hatte, ereignet hatte: Ihr Vater nahm dabei ihre Hand in seine und dankte ihr von ganzem Herzen, daß sie aufgehört habe zu rauchen. Mit Tränen in den Augen sagte er ihr, daß er deshalb schrecklich stolz auf sie sei.

Und obwohl sie gewußt habe, daß er das nur aus Liebe zu ihr getan habe, und obwohl ihr seine Anerkennung Freude gemacht habe, so erzählte Margret mir später, habe sie bei seinen Worten eine Woge der Rebellion in sich aufwallen gefühlt. Sie bedankte sich bei ihrem Vater, weil er sich solche Sorgen um sie machte. Für sich jedoch rief sie sich ins Gedächtnis, daß sie jederzeit wieder anfangen könne zu rauchen. Und sie fährt fort, sich jeden Augenblick neu für das Nichtrauchen zu entscheiden, weil sie selbst es will.

Andere Kursteilnehmer berichteten von ähnlichen Reaktionen: Sie fühlten sich zum Beispiel verpflichtet, Nichtraucher zu bleiben, weil ihnen jemand zur Belohnung ein Geschenk, ein Schmuckstück oder einen Blumenstrauß, gemacht hatte.

Darum kümmere ich mich, wenn es so weit ist

Es gibt noch ein anderes Problem, das entstehen kann, wenn Sie sich Sorgen um die Zukunft machen. Es ist ganz normal, wenn Sie beim Aufhören anfangs Bedenken bezüglich bestimmter Ereignisse oder Aktivitäten haben und sich fragen, ob Sie es schaffen werden, dabei nicht zu rauchen.

Vielleicht geht es dabei um eine Party oder um ein bestimmtes Projekt im Beruf. Vielleicht aber auch um ein Treffen mit einem guten Freund, mit dem Sie stundenlang kettenrauchend plaudern konnten. Möglicherweise handelt es sich bei Ihren Befürchtungen auch um etwas ganz Normales, Vertrautes wie lange Telefongespräche oder endlose Fahrten mit dem Auto, um Situationen also, die für Sie untrennbar mit Zigaretten verbunden sind. Was auch immer es sein wird, Sie können wetten, daß Sie, nachdem Sie das Rauchen aufgegeben haben, früher oder später auf etwas stoßen werden, worüber Sie sich Sorgen machen.

Sie können natürlich versuchen, die Zukunft geistig vorwegzunehmen, und sich vorstellen, wie Sie diese Situationen ohne Rauchen meistern. Das wird Ihnen allerdings nicht viel nützen. Wahrscheinlich ist in Ihrem Kopf kein Bild abgespeichert, auf dem Sie all diese Dinge tun, ohne zu rauchen. Ihre Vorstellungskraft kann also mit diesen Situationen nicht umgehen. Sie haben keinerlei Erfahrung oder Erinnerung, auf die Sie sich stützen können.

Auf diese Weise erzeugen Sie nur ein starkes Angstgefühl, weil Sie plötzlich ganz sicher sind, daß Sie es niemals schaffen werden, diese besondere Situation ohne Zigaretten zu überstehen. Sie können sich das Ganze nicht vorstellen, weil Sie es nie erlebt haben. Dadurch entstehen Angstgefühle. Wenn Sie nun diese Angst nicht überwinden können, ist der nächste Schritt der Griff zur Zigarette. Denn jetzt sind Sie sicher, daß Sie genau das früher oder später sowieso tun müssen.

Aber nicht die Situation ist es, die Sie wieder zum Rauchen bringt – es ist Ihre Angst davor. Ihre *Furcht* vor dem Scheitern läßt Sie schließlich versagen.

Ich will hier nicht sagen, daß Sie niemals über die Zukunft nachdenken sollten, denn das ist unmöglich. Es wäre lächerlich, so zu tun, als würden Sie nie über bestimmte Situationen nachdenken und sich fragen, ob Sie es wohl schaffen werden, sie ohne Zigaretten zu überstehen.

Aber wenn Sie anfangen, sich diesbezüglich ernsthaft Sorgen

zu machen und ängstlich zu werden, denken Sie daran, daß Sie sich immer nur in der Gegenwart für das Nichtrauchen entscheiden können. Es gibt keine Möglichkeit herauszufinden, wie Sie mit einer bestimmten Situation in der Zukunft umgehen werden. Sie können einfach nicht wissen, ob Sie auf der Party am Samstag rauchen werden, bevor Sie nicht dort sind und Ihre Entscheidung treffen.

Der Schlüssel zum Erfolg ist zu akzeptieren, daß man einfach nicht sicher sein kann. Natürlich wäre es nett, eine Garantie zu haben, daß Sie nicht versagen werden, aber de facto besteht die Gefahr des Versagens immer. So ist das Leben nun mal. Vielleicht werden Sie wieder anfangen, vielleicht auch nicht. Alles, was Sie tun können, ist, sich in diesem Augenblick für das Nichtrauchen zu entscheiden und zu hoffen, daß Sie das auch weiterhin tun werden.

Es kann allerdings helfen, sich vorzustellen, daß Sie in dieser bestimmten Situation ein heftiges Verlangen nach einer Zigarette empfinden: Vergessen Sie dabei aber nicht, daß Sie sich diesem Verlangen *erst dann* stellen können, *wenn Sie es erfahren.*

Sie können Ihr Rauchen nur in der Gegenwart in den Griff bekommen. Wenn Sie also aufhören, die Zukunft vorhersehen zu wollen, und sich ins Hier und Jetzt zurückbringen können, erlangen Sie die volle Kontrolle über Ihr Verhalten.

So weit, so gut

Wenn Sie jahrelang täglich geraucht haben, wird es Ihnen vielleicht zunächst seltsam, ja sogar unnatürlich, vorkommen, nicht zu rauchen. Es ist ziemlich unwahrscheinlich, daß Sie sich mit diesem neuen Verhalten bereits wohlfühlen, wenn Sie gerade erst aufgehört haben. Aber je länger Sie nicht mehr rauchen und je mehr Lebenssituationen Sie ohne Zigaretten meistern, um so sicherer werden Sie sich als Nichtraucher fühlen. Sicherheit ist etwas, das man allmählich und schrittweise erwirbt.

Die Methoden, die im zweiten Teil dieses Buches beschrieben werden, sind ausgesprochen wirksam. Je mehr Energie Sie auf die Übungen verwenden, um so klarer wird Ihnen werden, daß erstens die Methoden funktionieren und daß Sie zweitens auch fähig sind, sie anzuwenden. Sie werden lernen, sich selbst zu vertrauen. Denn Sie werden diese Methoden weiterhin anwenden, gleichgültig was geschieht. Doch das können Sie nur mit der Zeit und für sich selbst herausfinden: Jetzt können Sie sich dessen noch nicht sicher sein.

Viele Raucher machen den Fehler, daß sie »die letzte Zigarette« endlos hinausschieben, weil sie erst völlig sicher sein wollen. Sie möchten sicher sein, daß sie Erfolg haben werden, bevor sie den Versuch wagen. Unter Umständen warten sie dann ziemlich lange.

Warten Sie nicht ab, bis Ihre Angst vor dem Scheitern schwindet. Es wird nie ganz einfach sein, das Rauchen aufzugeben, weil Sie vorher nicht wissen können, wie dieser Versuch ausgeht.

Aber es ist weit weniger furchterregend, wenn Sie es Augenblick für Augenblick angehen. So weit, so gut. Und abwarten und Tee trinken.

Einer meiner Kursteilnehmer, Richard, meinte einmal, daß er selbst sich nicht einmal als Ex-Raucher bezeichnen würde, weil das für ihn zu endgültig klingt. Er sagt, daß er ein Raucher sei, der gerade nicht raucht. Und das sagt er nun schon seit mehr als einem Jahr.

Wenn Sie sich nur für diesen Augenblick entscheiden, verlieren Sie den Kontakt zur Realität nicht. Doch was passiert, wenn Sie sich nach einem Jahr ständiger Entscheidungen gegen das Rauchen nun plötzlich doch entschließen, eine zu rauchen? Wenn Sie schon die Freiheit zu rauchen haben, sollten Sie sie dann nicht wenigstens einmal so nutzen? Dazu mehr im nächsten Kapitel.

DEE: *Ich denke nicht, daß ich je glaubte, es schaffen zu können. Ich war 26 Jahre lang Raucherin gewesen. Ich rauchte damals zwischen 20 und 30 Zigaretten täglich – auch mal 40, wenn das Leben besonders aufregend und die Gespräche spannend waren. Oder wenn ich Panik hatte. Ich liebte meine Zigarettenpausen und die menschlichen Kontakte, die damit zusammenhingen.*

Der Kurs gab mir die Mittel an die Hand, meinen Kampf aus-zutragen: In der Gegenwart zu bleiben, half mir, nicht in Panik zu verfallen, was ich die nächsten zehn Minuten tun sollte. Ich arbeitete hart daran, Nichtraucherin zu werden. Aber jedesmal wenn ich mich wieder durch das Verlangen nach einer Zigarette geredet und mir die freie Wahl gelassen hatte, fühlte ich mich stärker. Ich war stolz auf mich und total überrascht, daß ich es wirklich tat. Im Grunde verblüfft es mich immer noch. Ich habe immer noch eine Schachtel meiner früheren Zigarettenmarke in meinem Schreibtisch und kann auch an mehr herankommen, wenn ich möchte, aber bis jetzt habe ich nicht einmal einen Zug getan, seit ich vor zweieinhalb Jahren aufgehört habe. Und weil ich nicht das Gefühl habe, daß ich mir etwas versage, gehöre ich auch nicht zur wütenden Meute der Ex-Raucher.

Ich war erstaunt, als ich vor kurzem das Verlangen nach einer Zigarette verspürte: Ich sprach meine Sätze vor mich hin und entschied mich, das Verlangen zu akzeptieren. Ich finde, der Kurs hat mich stärker gemacht. Und ich habe mir selbst ein Rie-sengeschenk gemacht, indem ich mit dem Rauchen aufhörte.

Nur noch eine Zigarette ...

>»Die unendliche Reihe der ›letzten Zigaretten‹,
die damals, in meinem zwanzigsten Lebensjahr
anfing, ist heute noch nicht abgeschlossen. Heute
kann ich offen sagen, daß ich viele Zigaretten rauche ... die noch lange nicht die letzten sind.«
>
> *Italo Svevo, Zeno Cosini*

Das Rauchen ist keineswegs nur eine schlechte Angewohnheit. Es ist eine Sucht. Ich sage das nicht, um Ihnen Schuldgefühle einzureden, sondern um Ihnen zu helfen, mit den Tatsachen fertigzuwerden.

Wie bereits im Kapitel ›Das Wesen der Sucht‹ erklärt, entsteht das Problem Sucht mehr durch den Geist als durch den Körper. Trotzdem ist es ganz real und äußerst problematisch. Es handelt sich dabei um eine Sammlung mächtiger Lügen und Selbsttäuschungen. Wenn Sie Ihren Zigarettenkonsum in den Griff bekommen wollen, müssen Sie diese Lügen erkennen und sich der Wahrheit stellen.

Häufig erzählen Menschen, die im Prozeß des Aufhörens stecken, daß sich in ihrem Kopf zwei verschiedene Stimmen streiten, so als hätten sie zwei völlig verschiedene Persönlichkeiten in sich. Sie haben natürlich trotzdem nur eine einzige, vollständige Persönlichkeit: Die andere Stimme ist die Stimme der Sucht, die Sie über die Jahre hinweg geschaffen haben. Ein paar Menschen meinen auch, das sei die Stimme des Teufels. Dieser innere Streit gehört mit zum Prozeß des Aufhörens, und dieses Buch liefert Ihnen alle nötigen Informationen, um in diesem Streitgespräch bestehen und Ihren geistigen Konflikt lösen zu können.

Stellen Sie sich das Ganze wie ein Spiel vor. Jedesmal wenn Sie versuchen aufzuhören, sucht Ihre Abhängigkeit nach Mitteln und Wegen, Sie wieder zum Rauchen zu bringen. Sie wird dabei unglaublich erfinderisch sein und Sie von den albernsten Dingen überzeugen wollen. Einige dieser Täuschungsmanöver werden Sie schnell durchschauen und zum Lachen finden. Mit anderen ist es vielleicht schwieriger.

Der verlockendste und hartnäckigste all dieser Selbsttäuschungsmechanismen ist wohl die Idee, daß Sie an einem bestimmten Punkt fähig sein werden, eine oder zwei Zigaretten zu rauchen, ohne deshalb gleich wieder zu Ihrer unkontrollierbaren, täglichen Abhängigkeit zurückkehren zu müssen. Wenn Sie daran tatsächlich glauben, dann haben Sie damit wahrscheinlich die überzeugendste aller möglichen Entschuldigungen für einen Rückfall gefunden. Denn schließlich wird eine Zigarette Sie ja nicht gleich umbringen. Das ist ganz einfach »kein Problem«.

Natürlich gibt es einige wenige – ziemlich wenige – Menschen, die tatsächlich nur gelegentlich rauchen. Und deshalb glauben Sie, daß das durchaus möglich ist. Doch Ihre Chancen stehen schlecht.

So viele Menschen verfallen dem Rauchen erneut, weil sie genau denselben Fehler machen. Einige von ihnen wiederholen diese Fehlentscheidung sogar immer und immer wieder, ohne je aus ihren früheren Erfahrungen zu lernen! Dabei hat es für sie wirklich den Anschein, als sei das die Lösung aller Probleme: der ewige Traum des Rauchers, nur gelegentlich zu rauchen, auf Parties oder nur für ein paar Tage, um über eine besonders schwierige Situation hinwegzukommen.

Die »besonders schwierige Situation« kann sogar der Entzug selbst sein, womit wir bei der absurdesten aller Rechtfertigungsstrategien wären. Selbstverständlich würde Rauchen Ihnen helfen, Ihre Entzugssymptome zu lindern, aber dann würden Sie eben wieder rauchen.

Wenn Ihre Sucht Sie davon überzeugt hat, daß alles, was Sie je wünschen werden, nur noch diese einzige Zigarette ist, dann sind Sie einer gravierenden Selbsttäuschung zum Opfer gefallen.

Lassen Sie uns zunächst einmal einen Blick auf Ihre eigene Erfahrung als Raucher werfen, indem wir die Gesamtzahl der Zigaretten, die Sie bisher geraucht haben, überschlägig schätzen. Das gefällt Ihnen vielleicht nicht, aber es handelt sich dabei wirklich um eine sehr nützliche Information. Wenn Sie nur ein Jahr lang 20 Zigaretten täglich geraucht haben, dann haben Sie damit bereits über 7 300 Zigaretten konsumiert. Wenn Sie das auf zehn Jahre hochrechnen, dann kommen Sie schon auf 73 000 Zigaretten. Und zehn Jahre lang 30 am Tag macht fast 110 000 Zigaretten.

Glauben Sie wirklich, daß Sie nicht mehr als nur eine Zigarette haben wollen? Gut, Sie rauchen immer nur eine auf einmal, aber jede einzelne Zigarette ist Teil eines bestimmten Lebensstils.

Wenn Sie rauchen, prägt dies Ihre Lebensart; Sie führen das Leben eines Rauchers. Sie rauchen tagein, tagaus, jahrein, jahraus, ganz egal, was geschieht. Sie rauchen, wenn Sie glücklich sind, aber auch wenn etwas Sie bedrückt. Sie rauchen, wenn Sie sich langweilen und wenn Sie viel zu tun haben. Sie rauchen, wenn Sie Hunger haben, aber auch wenn Sie satt sind. Sie rauchen, wenn der Streß Sie mitnimmt, aber Sie rauchen ebenso zur Entspannung.

Gut, nicht alle Menschen rauchen gleich viel. Der eine verkonsumiert 20 Zigaretten täglich, der andere braucht vielleicht 60. Sie wissen, zu welchem Typ Sie gehören und wieviel Sie täglich rauchen. Genau auf diese Zahl – wie hoch sie bei Ihnen persönlich auch immer sein mag – werden Sie sich jedesmal, wenn Sie rückfällig werden, wieder einpendeln. Diese angeblich »letzte« Zigarette ist nur die erste von Tausenden, die Sie wieder rauchen werden.

Das *British Journal of Addiction* (1990) schreibt zu diesem Thema: »Über 90 Prozent der Teenager, die mit drei bis vier Zigaretten täglich anfangen, werden schließlich zu Gewohnheitsrauchern und bleiben normalerweise etwa 30 bis 40 Jahre dabei.« Wenn drei oder vier Zigaretten schon in der Lage sind, aus Menschen Raucher zu machen, die vorher nicht geraucht haben, wie hoch schätzen Sie dann die Chancen, sich zum Gelegenheitsraucher zu entwickeln, für jemanden ein, in dessen Denken die Sucht bereits Wurzeln gefaßt hat?

Sie sollten sich der Wahrheit stellen. Sie sind ein Suchtraucher, und Sucht heißt, daß Sie über Ihr Leben nicht mehr selbst bestimmen können. Es ist einfach unmöglich, daß Nikotin Sie nicht mehr süchtig macht.

Und doch hilft es nicht viel, wenn Sie sich Vorwürfe machen, weil Sie zum süchtigen Raucher geworden sind. Es ist sehr viel besser, wenn Sie diese Tatsache akzeptieren, ohne sich selbst dafür zu tadeln. Tatsächlich ist es um so wahrscheinlicher, daß Sie das Rauchen dauerhaft aufgeben können, je mehr Sie sich selbst dafür vergeben, daß Sie angefangen haben. Sie sind einfach nur auf dieselben Lügen hereingefallen wie Millionen anderer Menschen. Das bedeutet nicht, daß Sie dumm oder charakterschwach sind.

Aber eben diese Tatsache unterscheidet das Rauchen von den meisten anderen Formen der Drogenabhängigkeit: Sogar die psychisch stabilsten, ausgeglichensten Menschen können vollkommen abhängig werden. Problematisch wird es erst, wenn Sie sich weigern zu akzeptieren, daß Sie der Sucht verfallen sind, die man durchaus als stärkste von allen bezeichnen kann.

Ich hab's ja nur probiert

Die meisten Raucher geben schließlich, wenn auch widerwillig, zu, daß sie nicht in der Lage sind, kontrolliert zu rauchen. Ihre eigene Erfahrung sagt ihnen, daß sie von morgens bis abends und täglich rauchen, wenn sie es tun. Und doch leben fast alle mit dem Gefühl, daß dieser Zustand nicht lange andauern wird.

Vermutlich haben Sie, als Sie angefangen haben zu rauchen,

nicht geglaubt, daß Sie so lange rauchen würden, wie Sie es tatsächlich getan haben. Höchstwahrscheinlich haben Sie gar nicht groß darüber nachgedacht. Und wenn Sie es taten, beabsichtigten Sie wohl, bald wieder aufzuhören – nicht sofort natürlich, aber doch in absehbarer Zeit. Ich glaube nicht, daß viele Raucher in der Absicht anfangen, nun für den Rest ihres Lebens zu rauchen.

Es gibt da einen weit verbreiteten Mythos, der besagt, daß Ihre Erfolgschancen beim Aufhören wachsen, je mehr vergebliche Versuche Sie bereits hinter sich gebracht haben. Natürlich können Fehlschläge Teil eines Lernprozesses werden, doch sie können ebenso zu tiefen Zweifeln bezüglich Ihrer Fähigkeit, endgültig aufzuhören, führen und ein Gefühl der Hoffnungslosigkeit hinterlassen.

Wenn Sie glauben, daß Ihre Chancen auf einen Erfolg beim nächsten Mal besser sein werden, dann denken Sie doch bitte daran, *daß Sie auch einen endgültigen Mißerfolg riskieren*, wenn Sie jetzt aufgeben. Diese Möglichkeit verbannen Raucher gerne aus ihrem Blickfeld. Natürlich, Sie können möglicherweise wieder aufhören – doch was geschieht, wenn nicht?

Sie müssen nicht alles auf die harte Tour lernen. Schließlich müssen Sie sich ja auch nicht erst von einem Auto überfahren lassen, um zu lernen, daß Sie zuerst stehenbleiben und nach links und rechts schauen müssen, bevor Sie eine Straße überqueren.

Wenn Sie das Rauchen aufgegeben haben und sich nun fragen, ob Sie wieder anfangen sollen, sollten Sie sich folgendes überlegen: Wenn ich mich jetzt entscheide zu rauchen, werde ich wieder ein Leben als Raucher führen, und es ist *möglich*, daß ich bis an mein Lebensende jeden Tag rauchen werde.

Haben Sie denn nun wirklich eine Wahl?

Viele Menschen denken, diese »letzte« Zigarette nicht rauchen zu können, stünde in direktem Widerspruch zu ihrer Freiheit zu rauchen. Das Eingeständnis, daß eine einzige Zigarette zu rauchen, ja sogar sie nur anzuzünden, die Sucht wieder aufleben lassen kann, verführt manche Raucher zu dem Schluß, daß sie »niemals mehr rauchen dürfen«.

So schafft sich der Ex-Raucher einmal mehr entsprechende Verlustgefühle. Und einmal mehr entstehen sie nur aus falschen Denkgewohnheiten. *Bei der Frage des Rauchens geht es um alles oder nichts, trotzdem liegt die Entscheidung bei Ihnen.* Es geht darum, ob Sie zu Ihrem zwangsgesteuerten Suchtverhalten zurückkehren und das Risiko eingehen wollen, die Kontrolle über Ihr Leben für immer zu verlieren. Doch es gibt diese Alternative wirklich, und daher sind Sie frei in Ihrer Entscheidung.

Die einzige Wahlmöglichkeit, die Sie nicht haben, ist die, in kontrollierter, nicht zwanghafter Weise zu rauchen.

Wenn Sie sich Ihre Freiheit zu rauchen nicht immer wieder klarmachen, ist die Versuchung groß, daß Sie sich Ihre Ungebundenheit beweisen wollen, indem Sie sich einfach eine anzünden. »Ich rauche ja nur eine«, heißt es dann. Oder: »Ich rauche doch nur für kurze Zeit und höre bald wieder auf.« Ein leichter Ausweg. Und ein Weg, wie Sie Ihren Rückfall rechtfertigen können.

Manchmal geschieht das auch aus einer Augenblickslaune heraus, ohne »sich wirklich Gedanken zu machen«. Viele Menschen sagen, daß sie, wenn sie nur innegehalten und eine Minute darüber nachgedacht hätten, niemals wieder angefangen hätten.

Und genau aus diesem Grund ist es so wichtig zu erkennen, wie gefährlich es ist, sich eine Zigarette anzuzünden, nachdem Sie das Rauchen aufgegeben haben. Oder wie einer meiner Kursteilnehmer erklärte: »Zwischen dem Gedanken und dem Anzünden vergehen nur ein paar Sekundenbruchteile. Nur wenn Sie lernen, sich in diese Bresche zu werfen, können Sie sich am Rauchen hindern.«

Wenn Sie im Grunde Ihres Herzens glauben, daß Sie später durchaus hin und wieder ein paar Zigaretten rauchen könnten, dann ist die Hemmschwelle, sich eine anzuzünden, für Sie sehr

viel geringer, vor allem wenn noch irgendeine Krise hinzu-
kommt, die Ihnen als Entschuldigung dienen kann.

Sie verwechseln eine echte, geladene Waffe ja auch nicht mit
einer Spielzeugpistole. Zigaretten sind wie echte, geladene Waf-
fen, und daher ist es sowohl hilfreich als auch angemessen, sie
aufgrund ihrer ungeheuren Macht mit demselben Respekt zu
behandeln.

Und wie geht man dann am besten mit dem Problem des Pas-
sivrauchens um? Wenn in Ihrer Umgebung sehr viel geraucht
wird, inhalieren Sie etwa soviel Giftstoffe, als würden Sie selbst
ein paar Zigaretten täglich rauchen, und Sie haben Nikotin im
Blut. Aber das heißt noch nicht, daß Sie selbst rauchen müssen,
solange Sie sich nicht dafür entscheiden. Vielleicht empfinden
Sie in Gegenwart von Rauchern den Wunsch zu rauchen. Vielleicht auch nicht. Aber das passive Rauchen ändert daran nichts.

Um es noch einmal zu sagen: Ob sich in Ihrem Blutkreislauf
Nikotin findet oder nicht, ist für die Frage, ob Sie rauchen, unwichtig. Nur was in Ihrem Kopf vorgeht, veranlaßt Sie, wieder
zu rauchen. Es ist Ihr Denken und nicht die Chemie Ihrer Kör-
persäfte, die Sie rückfällig werden läßt, sobald Sie sich eine anzünden, auch wenn Sie nicht inhalieren.

*Ich rauche jetzt eine und entscheide mich
fürs Nichtrauchen später*

Es scheint ja so logisch: Wenn Entscheidungen immer nur für
den Augenblick getroffen werden können, dann können Sie,
auch wenn Sie jetzt eine rauchen, sich beim nächsten Mal für das
Nichtrauchen entscheiden. Das Problem mit dieser Selbsttäu-
schungsstrategie ist nur, daß diese beiden Entscheidungen nicht
den gleichen *Stellenwert* haben. Sie sind süchtiger Raucher und
werden niemals süchtig nach dem Gegenteil sein. *Ihre Entscheidung zu rauchen ist gleichzeitig die Entscheidung, zu Ihrer Drogensucht zurückzukehren.*

Sobald Sie auch nur eine Zigarette, und sei es auch nur teilweise, geraucht haben, gibt es eine Menge verschiedener Reaktionsmöglichkeiten. Zunächst einmal kann es Ihnen schmecken oder es kann Ihnen nicht schmecken. Das allerdings macht keinen großen Unterschied: Daß Ihr erster Zug Ihnen widerlich vorkam, vermindert die Wahrscheinlichkeit eines Rückfalls nicht.

Die am weitesten verbreitete Reaktion verläuft jedoch so: Entweder Sie beschließen, daß Sie nun ohnehin auf der ganzen Linie verloren haben und kehren gleich zu Ihrem Leben als Gewohnheitsraucher zurück. Oder die Tatsache, daß Sie es beim ersten Mal geschafft haben, nicht wieder ins gewohnheitsmäßige Rauchen zu verfallen, gibt Ihnen Sicherheit, und Sie rauchen genau aus diesem Grund wieder: Weil Sie es ja im Griff haben.

Je weniger Sie rauchen, um so mehr Bedeutung erlangt jede einzelne Zigarette für Sie. Warum sollten Sie denn ernsthaft aufhören, wenn Sie doch nur eine oder zwei Zigaretten die Woche rauchen? Oder eine oder zwei am Tag? Oder nur fünf täglich?

Ihre Rückkehr zu einem Leben als Gewohnheitsraucher kann sehr langsam und schrittweise verlaufen. Sie kann Monate dauern, doch Sie können sicher sein, daß das dicke Ende auf jeden Fall kommt. Während dieser Zeit sieht es so aus, als hätten Sie einen Weg gefunden, wie Sie kontrolliert rauchen können, ohne süchtig zu werden. Je länger Sie dabei bleiben können, um so überzeugender wirkt es. Aber in der ganzen Zeit tun Sie nichts anderes, als Ihre Sucht zu nähren, die Glut, die unter der Asche noch schwelt, bis Sie schließlich ganz allmählich ihr früheres tägliches Quantum an Zigaretten erreicht haben.

Diese Möglichkeit, sich selbst zu belügen, wirkt sogar noch glaubhafter als andere, da Sie ja vermutlich ein paar Menschen kennen, die kontrolliert zu rauchen vermögen. Aller Wahrscheinlichkeit nach kennen Sie zumindest eine Person, die nur manchmal raucht, und das scheint doch sämtliche Mahnungen bezüglich des Suchtpotentials von Zigaretten eindeutig zu widerlegen. Wie kommt es denn, daß manche Menschen ihren Zigarettenkonsum kontrollieren können und höchstens eine oder zwei rauchen, wenn sie beispielsweise auf einem Fest sind?

Dafür gibt es verschiedene Erklärungen. Eine mögliche ist, daß sie vielleicht nicht ganz ehrlich sind. Tatsächlich belügen viele Menschen andere und sich selbst, wenn es um ihre Sucht geht. Viele Raucher fühlen sich schuldig, weil sie rauchen, und so verteidigen sie sich ganz automatisch: »Nun, ich bin eigentlich kein richtiger Raucher, weißt du. Ich rauche nur hin und wieder mal eine.« In meinen Kursen treffe ich oft auf Menschen, die verheimlichen, daß sie rauchen oder wieviel sie konsumieren.

Eine andere Möglichkeit ist, daß der angebliche Gelegenheitsraucher ein Ex-Raucher ist, der sich gerade auf seinem Weg zurück ins Leben als Gewohnheitsraucher befindet. Sie erzählen einem, daß sie höchstens eine oder zwei pro Tag rauchen, und zu diesem Zeitpunkt stimmt das auch noch. Aber wenn man ihnen ein paar Monate später über den Weg läuft, hat man plötzlich einen rückfälligen Raucher mit einem regelmäßigen Quantum von täglich 20 Zigaretten vor sich. Für die meisten Raucher ist es eine enorme Anstrengung, ihren Zigarettenkonsum unter Kontrolle zu halten. Daher schaffen sie es gewöhnlich nicht für sehr lange Zeit.

Doch es gibt tatsächlich Menschen, die ihr Rauchen unter Kontrolle halten können. Eine verschwindend geringe Minderheit schafft es zu rauchen, ohne süchtig zu werden. Sie rauchen tatsächlich nur mal eine zu Weihnachten. Sie könnten natürlich auch zu diesen Menschen gehören, höchstwahrscheinlich ist das aber nicht der Fall. Oder weshalb würden Sie sonst dieses Buch lesen?

Wir können nur raten, warum diese Menschen nicht abhängig werden. Sicher ist dabei, daß sie – aus welchen Gründen auch immer – nicht daran glauben, daß ihnen ohne Zigaretten etwas fehlt. Ob sie rauchen oder nicht, ist für diese Menschen kein Thema: Es hat einfach nicht solch zentrale Bedeutung. Und seien Sie versichert: Sobald das Rauchen einmal zum Thema geworden ist, wird es das bleiben. Für die breite Mehrheit der Raucher ist der Griff zur Zigarette leider nichts, was sie einfach tun oder lassen können.

Eine gute Entschuldigung

Macht es wirklich einen Unterschied, ob Sie nun eine gute Ausrede für den »einen Zug« haben? In anderen Lebensbereichen hängt davon manchmal alles ab. Wenn Sie einen Freund versetzt oder ein wichtiges Meeting im Job versäumt haben, kann eine wirklich gute Entschuldigung Sie davor bewahren, den Freund bzw. den Job zu verlieren.

Unglücklicherweise ist eine Sucht kein Freund. Und Vernunftgründen ist sie schon gar nicht zugänglich. Sie können die beste Ausrede der Welt haben, so daß niemand, nicht einmal Sie selbst, Ihnen Vorwürfe machen würde, weil Sie geraucht haben. Doch am Ende rauchen Sie eben immer noch. Und welches Problem auch immer Ihnen die prima Entschuldigung geliefert hat, Sie haben dieses Problem – und Sie sind rückfällig geworden.

Über die Jahre hinweg habe ich Hunderte von Menschen beobachten können, die das Rauchen aufgegeben haben: Einige bleiben dabei, andere nicht. Diejenigen, die rückfällig werden, haben meist eine gute Entschuldigung, doch die anderen, die nicht wieder anfangen, haben auch eine oder zwei. Doch diese Menschen sagen eben gewöhnlich: »Nun, Rauchen hätte mir dabei auch nicht geholfen.« Und sie haben recht.

Einer Dame wurde ein paar Wochen, nachdem sie aufgehört hatte, die Handtasche gestohlen: Sie fing wieder an zu rauchen. Eine andere Kursteilnehmerin hatte, kurz nachdem sie ihre letzte Zigarette geraucht hatte, eine Fehlgeburt: Sie rauchte trotzdem nicht wieder. Ein paar Monate, nachdem einer meiner Teilnehmer das Rauchen aufgegeben hatte, starb einer seiner engsten Freunde bei einem Autounfall: Er wurde nicht rückfällig.

Nur ein paar Zigaretten zu rauchen, scheint immer wieder so ein wunderbarer Mittelweg zu sein. Doch es wird Ihnen, vor allem in schwierigen Zeiten, helfen, wenn Sie sich ständig klarmachen, was eigentlich auf dem Spiel steht. Sie entscheiden sich entweder dafür, all die Zigaretten zu rauchen, die Sie letztendlich Jahr für Jahr konsumieren würden, oder Sie beschließen, daß Sie keine davon rauchen werden.

Wenn Sie den Beschluß fassen, sich eine anzuzünden, dann entscheiden Sie sich für ein Leben als Raucher. Haben Sie bereits mit dem Rauchen aufgehört, dann sollten Sie diese Wahl gründlich überdenken. Rufen Sie sich ins Gedächtnis, daß Sie diese Alternative jetzt tatsächlich haben und sie immer haben werden. Sie können sich immer wieder von neuem für ein Leben als Raucher entscheiden. Sie müssen sich nur eine einzige Zigarette anzünden.

Mit anderen Worten

GILLIAN: Meine erste Zigarette rauchte ich mit siebzehn. Ich fühlte mich fürchterlich danach, und heute erinnere ich mich voller Bestürzung daran, wie schwer es mir fiel, Suchtraucherin zu werden – und all das nur, um »dazu zu gehören«. Doch ich blieb hartnäckig, und nach sechs Monaten rauchte ich schon 20 Zigaretten pro Tag.

19 Jahre und etwa 140 000 Zigaretten später beschloß ich, das Rauchen aufzugeben. Mehr als zwei Jahre lang rauchte ich nicht mehr. Zigaretten gehörten für mich der Vergangenheit an. Ich fühlte mich wunderbar, wie ich so die Verantwortung für mein Leben in die Hand nahm. Dann bot mir jemand auf einer Party eine Gauloise an, und ich entschied, daß ich mir diesen einen wunderbar kontinentalen Zug gönnen würde. Innerhalb von sechs Wochen rauchte ich wieder meine 20 Zigaretten täglich.

Zwanzig Jahre und etwa 220 000 Zigaretten später bekam ich eine böse Bronchitis, während der mich das dunkle Gefühl über-

fiel, daß ich innerhalb eines Jahres auf diese Weise sterben könnte. Statt dessen machte ich das Full-Stop-Programm.

Wenn ich damals, also vor 20 Jahren, bereits die wenigen Schlüsseltechniken aus der Full-Stop-Methode gekannt hätte, hätte ich diesen einen Zug niemals riskiert.

Warum das Rauchen so hilfreich scheint

»So laßt uns sehen, ob wir nicht … einen feinen Mythos ersinnen können, der für sich unsere ganze Stadt überzeugt.«

Platon, *Der Staat*

Entscheiden Sie sich, nachdem Sie mit dem Rauchen aufgehört haben, irgendwann dafür, sich eine Zigarette anzuzünden, dann entscheiden Sie sich somit erneut dafür, Raucher zu sein. Und nur wenn Sie dieses Faktum in Ihre Überlegungen einbeziehen, gewinnen Sie die nötige innere Stärke, um genau diese erste Zigarette nicht zu rauchen. Aber auch wenn Sie vollkommen davon überzeugt sind, daß eine Zigarette den Schritt zurück ins Raucherleben bedeutet, so gibt es doch noch andere suchtbedingte Täuschungsmanöver, die es ebenso schwierig machen können, diesen ersten Zug nicht zu nehmen. Diese Mechanismen sind die zahlreichen Glaubenssätze, denen zufolge das Rauchen in vielfacher Weise nützlich und hilfreich ist. Wir haben dieses Thema bereits im Kapitel ›Das Wesen der Sucht‹ gestreift.

Vielleicht sind Sie ja davon überzeugt, daß Nikotin Ihnen beispielsweise hilft, bestimmte Dinge besser zu erledigen: Sie können sich besser konzentrieren, haben bessere Ideen, und es fällt Ihnen leichter, Entscheidungen zu treffen. Mit anderen Worten: Es hilft Ihnen denken. Oder Sie glauben vielleicht, daß es Ihnen beim Umgang mit heftigen Gefühlen hilft, mit denen Sie sonst nicht fertig würden. Anders gesagt: Das Rauchen bewahrt Sie davor, Ihre Kinder zu verprügeln oder Ihren Chef zu beschimpfen.

Einige Menschen sehen Zigaretten auch als ihre Freunde an, weil sie das einzig beständige Element in einer scheinbar unzuverlässigen Welt sind. Andere denken, daß Rauchen ihnen mehr

Selbstvertrauen oder mehr Sicherheit in sozialer Hinsicht verleiht.

Das ist die psychologische Seite Ihrer Abhängigkeit. Sie glauben, daß Sie von Zigaretten oder vielmehr Nikotin abhängig sind, um Ihr Leben so leben zu können, wie Sie es eben tun.

Das Rauchen aufzugeben bedeutet auch, von diesen Abhängigkeiten loszukommen. Und das heißt wiederum, daß Sie das System von Glaubenssätzen, das Sie entwickelt haben, um einen Grund zu haben zu rauchen, sprengen müssen.

Daß Sie an etwas glauben, heißt nicht, daß es auch wahr ist. Dies ist der wesentlichste Punkt, den Sie zuerst erkennen müssen, wenn Sie diese Selbsttäuschungsmechanismen durchschauen wollen.

Folgendes Beispiel möge hier als Beweis dienen. Sehr viele Menschen, der Kapitän des Schiffes eingeschlossen, glaubten, daß die »Titanic« unsinkbar sei. Ihre Überzeugung machte diese Tatsache jedoch nicht wahr: Sie glaubten etwas Falsches. Ihr Glaube gründete sich auf etwas, was ihnen selbst als hundertprozentig sichere Tatsache erschien: Man behauptete damals, das Schiff sei so konstruiert, daß es nicht sinken könne.

In derselben Weise haben Sie vielleicht gute Argumente für Ihre irrigen Anschauungen und ziehen daraus falsche Schlüsse. Sie schreiben dem Nikotin nämlich Qualitäten zu, die seine tatsächlichen chemischen Auswirkungen um ein Vielfaches übersteigen. Diese Art von Täuschung ist allen Süchtigen gemeinsam. Sie rechtfertigen damit ihre Abhängigkeit.

Normalerweise ist es einfacher, diese Mechanismen zu erkennen, wenn Sie diese Abhängigkeit von außen betrachten. Der Alkoholiker selbst glaubt, daß das Trinken ihm helfen würde, besser zu arbeiten, aber tatsächlich wird er am Ende deshalb gefeuert. Die Frau, die sich ihrer Eßsucht überläßt, tut das, weil sie denkt, daß Essen sie glücklicher mache. In Wirklichkeit ist sie ständig unglücklich, weil sie so viel ißt. Der Heroinabhängige sagt sich, daß er sich einen Schuß Selbstvertrauen setzt. Doch letztlich verliert er durch die Sucht seine Menschenwürde.

Menschen, die niemals geraucht haben, beobachten Sie und fragen sich, was um Himmels willen das Rauchen Ihnen wohl gibt. Sie jedoch sitzen innerhalb des Suchtkäfigs und schauen nach draußen. Und von innen sieht alles enorm überzeugend aus. Das ist nämlich das eigentliche Problem: *Sie glauben an Ihre Täuschungsmechanismen.*

Wie Selbsttäuschungen entstehen

Ihre Glaubenssätze bezüglich des Rauchens entwickeln Sie zusammen mit Ihrer Sucht. Das ist ein- und derselbe Prozeß: Das Suchtverlangen ist untrennbar verwoben mit Ihren Rechtfertigungsstrategien, die Ihnen erlauben, es zu befriedigen. Und diese Verbindung wird immer und immer wieder verstärkt. Es ist wie mit jedem anderen Glaubenssatz: Wenn Sie ihn jahraus, jahrein ständig vor sich hin sagen, werden Sie am Ende felsenfest davon überzeugt sein. Und je stärker Ihre Verlustgefühle sind, wenn Sie aufgehört haben, um so überzeugender werden Ihre Glaubenssätze wirken.

Sie haben lange Zeit gebraucht, um diese Selbsttäuschung aufzubauen. Nun wird es ebenso lange brauchen, bis Sie sie durchschaut und gesprengt haben.

Studieren wir diesen Ablauf einmal anhand eines Beispiels: Wir wählen das Schreiben, egal ob es sich dabei um Briefe handelt, um einen Bericht oder eine Geschichte. Ein Raucher, der einen diesbezüglichen Selbsttäuschungsmechanismus entwickelt hat, glaubt, daß Rauchen ihm beim Schreiben hilft. Und das bis zu einem Punkt, an dem er nicht mehr fähig ist, ohne Zigaretten zu schreiben. Wie kann das passieren?

Zu einem bestimmten Zeitpunkt, möglicherweise ganz zu Anfang Ihrer Sucht, haben Sie während des Schreibens eine Zigarette geraucht. Um einen bedingten Reflex herauszubilden, muß das nur ein einziges Mal geschehen. Sobald sich in Ihrem Kopf diese beiden Aktivitäten, Rauchen und Schreiben, einmal verbunden haben, ist die Assoziation geschaffen. Wenn Sie nun das nächste Mal schreiben wollen, taucht bereits das Bild des Rauchens aus Ihrem Gedächtnis auf und löst das Verlangen nach einer Zigarette aus. Sie reagieren auf dieses Verlangen und zünden sich eine an. So wird die geistige Verbindung erneut verstärkt.

In der Folge taucht, wann immer Sie ans Ende eines Satzes gelangen und nicht mehr weiter wissen, das Verlangen nach einer Zigarette auf. Dieses Verlangen wird befriedigt und verstärkt, noch bevor Sie den nächsten Satz niederschreiben. Dadurch wird allmählich die Illusion aufgebaut, daß eine Zigarette Ihnen dabei hilft, über den nächsten Satz nachzudenken. Doch alles, was das Rauchen tatsächlich tut, ist, zeitweise Ihr Rauchbedürfnis zu befriedigen.

Wenn Sie nun aufhören zu rauchen, passiert folgendes: Am Ende des Satzes wird Ihr Verlangen nach einer Zigarette nicht mehr befriedigt. Anfangs versuchen Sie vielleicht noch, es zu ignorieren oder statt dessen Pfefferminzdrops zu essen oder Kaffee zu trinken. Doch das funktioniert nicht, weil Pfefferminzdrops oder Kaffee nicht das Verlangen nach einer Zigarette befriedigen können. So wird dieses Verlangen mehr und mehr zum Problem. Ihre Konzentrationsfähigkeit geht komplett verloren, da Ihre Aufmerksamkeit nicht dem gilt, was Sie gerade schreiben, sondern der Frage, wie Sie Ihrem Verlangen widerstehen können. Und schließlich fangen Sie wieder an zu rauchen, um Ihre Aufmerksamkeit wieder dem Schreiben widmen zu können. Und die Vorstellung, daß das Rauchen Ihnen beim Schreiben hilft, wird von neuem verstärkt.

Was können Sie also dagegen tun? Warten, bis Sie nie wieder etwas schreiben müssen und dann erst aufhören zu rauchen? Nein, auch das wird nicht funktionieren, denn Sie haben sicher verschiedene Illusionen im Hinblick auf die Nützlichkeit des Rauchens aufgebaut, je nachdem was Sie gerade tun. Sogar wenn Sie den ganzen Tag nur herumsitzen und nichts tun, kann exakt derselbe Denkvorgang Sie davon überzeugen, daß das Rauchen

Sie vor der Langeweile bewahrt. Und Sie können schließlich immer neue Rechtfertigungen für den Griff zur Zigarette erfinden.

Hier hilft nur die Erkenntnis, daß diese Rechtfertigungen nicht der Wahrheit entsprechen, gleichgültig wie sie aussehen. Und die einzige Möglichkeit, das zustandezubringen, ist, sie frontal anzugehen und in Frage zu stellen, und zwar als Teil des Entwöhnungsprozesses. Die Techniken im zweiten Teil dieses Buches werden Ihnen zeigen, wie das geht. Im Augenblick geht es nur darum, zu sehen, welche Streiche Ihr Verstand Ihnen spielt.

All diese Selbsttäuschungsstrategien entstehen mehr oder weniger auf dieselbe Art und Weise. Sie erleben eine bestimmte Situation, und Sie rauchen dabei. Von diesem Augenblick an empfinden Sie immer, wenn die gleiche Situation wieder auftaucht, ein Verlangen zu rauchen. Sie rauchen Ihre Zigarette, was wiederum Ihr Verlangen befriedigt, und erzählen sich selbst eine Geschichte, wie das Rauchen Ihnen doch geholfen habe, mit dieser Situation fertigzuwerden. Erzählen Sie sich nun diese Geschichte über viele Jahre hinweg, und schon haben Sie einen machtvollen Selbsttäuschungsmechanismus, der besagt, daß Sie in dieser Situation unbedingt rauchen müssen.

Diese Mechanismen werden auch dadurch aufrechterhalten, daß Sie beim ersten Mal, wenn Sie aufhören, Entzugssymptome an sich erfahren. Während der Entzugsphase leidet beispielsweise Ihre Konzentrationsfähigkeit. Folglich erhöht das Rauchen tatsächlich Ihre Fähigkeit, sich zu konzentrieren in dem Maße, in dem es Sie vor dem Entzug bewahrt. Hier ist es hilfreich, sich daran zu erinnern, daß die Entzugsphase zeitlich begrenzt ist: Wenn sie vorüber ist, werden Sie wieder klar denken können.

Wenn Sie erst einmal anfangen, diese Strategien genauer zu betrachten, werden Sie sehen, wie absurd vielfältig und widersprüchlich sie sind. Sie können sich selbst sagen, daß Rauchen Ihnen hilft, morgens aufzuwachen und abends einzuschlafen. Sie glauben, daß Rauchen Ihnen hilft, sich zu konzentrieren, und gleichzeitig, daß es Sie von unangenehmen Gedanken ablenkt. Sie denken, daß Rauchen das Hungergefühl vertreibt und daß es Ihnen hilft, eine gerade beendete Mahlzeit zu verdauen. Das Rauchen scheint sowohl der Langeweile als auch dem Streß entgegenzuwirken. Es dient als Maske, hinter der sie sich verstecken können, wenn Sie Ihrer selbst nicht ganz sicher sind, und gleichzeitig als Hilfsmittel, um Menschen zusammenzubringen. Es entspannt Sie und schenkt Ihnen neue Energie.

Wenn Sie sehen würden, wie die Werbung ein bestimmtes Produkt anpreist, das angeblich all diese Wunderdinge vollbringt, wären Sie da nicht wenigstens ein kleines bißchen mißtrauisch? Tatsache ist, daß Sie alles glauben können: Rauchen bringt immer genau das, was Sie wollen.

Oder Sie geben ehrlich zu, daß Ihre ganze Abhängigkeit eine Illusion ist und daß Rauchen nur eines bringt: Es befriedigt Ihren Wunsch zu rauchen.

Das ist der Aspekt beim Aufhören, der wirklich Selbstvertrauen gibt. Sie entdecken, daß Sie in der Lage sind, alle möglichen Dinge zu tun, die Sie vorher dem Nikotin zugeschrieben haben.

Die wunderbare Welt der Mythen

Hier möchte ich Ihnen einige der am weitesten verbreiteten Täuschungsmechanismen über das Rauchen vorstellen und Ihnen die Fakten nennen, die hinter diesen Mythen stehen.

Kontrolle heftiger Gefühle

Vielleicht glauben Sie, daß Sie mit dem Aufhören unkontrollier-
bare Wut oder verzweifelte Traurigkeit überfallen werden.
Wenn Ihnen das bei früheren Versuchen geschehen ist, dann lag
das mit Sicherheit daran, daß Sie starke Verlustgefühle hatten.
Anders gesagt: Sie glaubten, daß Sie nie wieder würden rauchen
können, und waren deswegen wütend und/oder deprimiert.
Aber wenn Sie sich beständig klar machen, daß Sie die Wahl
haben, verschwinden die negativen Gefühle auch ohne Zigaretten.

Halten Sie sich immer vor Augen, daß Sie jedesmal dann eine
geistige Verbindung zum Rauchen hergestellt haben, wenn Sie
durcheinander, wütend, frustriert oder deprimiert waren. Sobald Sie also solch heftige Empfindungen haben, werden Sie ein
starkes Verlangen nach einer Zigarette verspüren. Und wenn
immer Sie wütend sind, befriedigt die Zigarette, die Sie sich dann
anzünden, dieses Verlangen, und Sie glauben, das Rauchen habe
Sie beruhigt.

Tatsächlich ist das Gegenteil der Fall: Statt Sie zu beruhigen,
peitscht es für ein paar Sekunden Ihr Nervensystem auf, bringt
Ihr Herz zum Rasen und macht Sie schwindlig. Sie nutzen diesen Kick, um sich von den Dingen abzulenken, die Sie wütend
machen, und sagen sich selbst, daß das Rauchen Ihnen geholfen
habe. Doch Ablenkung ist nicht besonders hilfreich. Sie verzögert nur das Einsetzen Ihrer natürlichen Fähigkeit, mit den Ver-
stimmungen in Ihrem Leben umzugehen. Sie brauchen nämlich
keine Zigarette, um sich ein paar Momente Zeit zu nehmen und
Ihre Gedanken im Hinblick auf die Situation, die Sie wütend
macht, zu sammeln. Nehmen wir einmal an, Sie leiden nicht unter Verlustgefühlen, dann werden Sie entdecken, daß Sie absolut
in der Lage sind, mit Ihrem Ärger zumindest so effektiv umzugehen, wie Sie es normalerweise tun würden – ohne zu rauchen.

Dasselbe gilt für Depressionen. Wenn Sie sich als Raucher jemals deprimiert gefühlt haben, dann wissen Sie aus eigener Erfahrung, daß das Rauchen Depressionen nicht kuriert. Wenn es

überhaupt einen Einfluß darauf hat, dann macht es sie allenfalls schlimmer, weil Ihr Rauchen Sie noch zusätzlich deprimiert. Und der Streß, dem das Rauchen Ihren Körper aussetzt, zehrt an Ihren Energiereserven, was wiederum bedrückend auf Ihren Geisteszustand wirkt.

Die Lösung besteht darin, daß Sie Ihren unvermeidlichen Wunsch zu rauchen akzeptieren. Zugegebenermaßen wird es nicht leicht sein, damit umzugehen, wenn Sie wütend oder deprimiert sind. Es ist hart, doch immerhin möglich. Haben Sie nur ein einziges Mal erlebt, wie Ihr Ärger und Ihre Niedergeschlagenheit verging, ohne daß Sie zur Zigarette gegriffen haben, haben Sie den ersten Schritt zur Überwindung Ihrer Illusion getan. Von diesem Moment an wird es immer leichter, den Wunsch zu rauchen einfach zur Kenntnis zu nehmen.

Es ist wichtig, zu sehen, daß Rauchen nicht wirklich hilft; daß Sie den Wunsch haben werden zu rauchen, aber *daß die Zigarette nur Ihr Suchtverlangen befriedigt, nicht Sie selbst.*

Das Verlangen nach einer Zigarette wird sich ebenso bemerkbar machen, wenn Sie sich wunderbar fühlen. Rauchen als etwas zu sehen, womit man ein erfreuliches Ereignis feiern oder ein bestimmtes Glücksgefühl steigern kann, ist eine ebenso machtvolle Täuschung.

Orale Belohnung

Diese Floskel ist besonders heimtückisch, weil sie wie die stichhaltige, wissenschaftliche Beschreibung eines starken, instinktiven Bedürfnisses klingt. Wenn Sie ihn einfach wörtlich nehmen, besagt dieser Ausdruck einfach, daß Sie sich etwas in den Mund (oral) stecken und daß Ihnen das gefällt (Belohnung).

Gleichgültig wie Ihre Sucht aussehen mag, Sie werden in jedem Fall positive Assoziationen zu allem herstellen, was direkt mit der Aufnahme des Suchtmittels verbunden ist. Wenn Sie kokainsüchtig sind, sind Sie ganz scharf darauf, sich etwas in die Nase zu stecken. Und Heroinabhängige erleben tatsächlich eine Art Kick, wenn sie sich Nadeln in die Venen stechen.

Doch manche Menschen, die den Terminus der »oralen Befriedigung« als Ausrede benutzen, denken, daß er mit viel essentielleren Bedürfnissen zu tun hat – weit entfernt von simpler Sucht und oberflächlichem Vergnügen – und viel tiefer geht.

Die Theorie, die hinter diesem »Bedürfnis« nach oraler Befriedigung steht und diesem scheinbar die nötige Autorität verleiht, ist Freuds Idee, daß ein Baby, falls es nicht richtig entwöhnt wird, danach immer eine Art Ersatz für die Mutterbrust brauchen wird. Anders gesagt: Sie können Ihre Mutter für Ihr Rauchen verantwortlich machen! Aber wie viele Mütter wissen, können zwei Babys in genau der gleichen Weise genährt werden, und das eine wird zum Raucher (oder zum Freßsüchtigen, zum Trinker, Spieler, etc.), das andere nicht.

Eine andere Variante dieser Legende ist der Glaube, daß das Ziehen an der Zigarette Sie für den Mangel an Liebe und Unterstützung in Ihrem gegenwärtigen Leben entschädigt. Und immer sind die Umstände schuld. *Wenn Ihre Lebensumstände Ihnen entsprechend auf die Nerven gehen, können Sie damit fast alles entschuldigen.*

Wenn Sie sich aber umsehen, werden Sie feststellen, daß es andere Menschen gibt, die unter denselben oder sogar noch schlimmeren Umständen nicht rauchen und trotzdem tagtäglich mit ihren Schwierigkeiten fertigwerden. Der einzige Unterschied zwischen diesen Menschen und Ihnen ist der, daß Sie eine Sucht entwickelt haben.

Zigaretten sind keineswegs Ihre Freunde. Sie unterstützen Sie nicht im geringsten. Alles, was sie fördern, ist die Sucht.

Es kann ja sein, daß Sie mit dem, was in Ihrem Leben gerade abläuft, nicht besonders glücklich sind. Und es kann auch sein, daß Sie einige dieser Dinge im Moment nicht ändern können. Ihr Rauchen aber können Sie jederzeit vollständig unter Kontrolle bringen, gleichgültig was andere Menschen sagen oder tun. Tatsächlich ist das vielleicht das einzige, was Sie im Moment wirklich ändern *können* – und das Gefühl für die Leistung, die Sie erbracht haben, wenn Sie damit aufgehört haben, könnte Sie dazu ermutigen, auch Ihre sonstigen Lebensumstände zu verändern.

Viele Menschen glauben auch, daß sie rauchen müßten, weil dieselben ungeklärten Gründe, die sie vor vielen Jahren zum Rauchen gebracht haben, immer noch fortbestehen. Vielleicht denken Sie ja auch, daß Sie diese Gründe erst herausfinden und die zugrundeliegenden Probleme lösen müßten, bevor Sie erfolgreich aufhören können zu rauchen.

Aber der einzig wichtige Punkt ist, *daß* Sie rauchen, und nicht, *weshalb*. Alles, was jetzt, im Prozeß des Aufhörens, für Sie zählt, sind die Gründe, die Sie sich selbst gegenüber anführen, um mit dem Rauchen *fortfahren* zu können. Und diese Gründe können unter Umständen dieselben sein wie damals, als Sie anfingen.

Entspannung und Energie

Sie kommen abends nach einem harten Arbeitstag nach Hause, setzen sich in Ihren superbequemen Lieblingsstuhl, in der einen Hand den Drink, in der anderen die Zigarette. Und wieder einmal hat das Rauchen Ihnen geholfen, nach der Hektik des Tages loszulassen und sich zu entspannen.

Aber hat es das wirklich? Sie haben eine Menge tödlichen Kohlenmonoxidgases eingeatmet, die 600mal über dem Grenzwert liegt, der in der Industrie noch als vertretbar angesehen wird. Zusätzlich haben Sie etwa 4 000 andere Chemikalien inhaliert, darunter einige hochgiftige wie Blausäure, Karbolsäure und Arsen.

Das Nikotin selbst ist ein tödliches Gift und wird auch als Mittel zur Schädlingsbekämpfung eingesetzt. Wenn Sie das in einem Päckchen Zigaretten enthaltene Nikotin in Ihren Blutkreislauf injizieren würden, würden Sie daran sterben. Aus diesem Grund schlägt Ihr Herz jedesmal, wenn Sie eine Zigarette rauchen, um 20 Schläge pro Minute schneller. Ein Teil dieses Kicks, den Sie so sehr lieben, entsteht, weil Ihr Körper versucht, ein Gift zu verkraften, das Ihre Blutgefäße verengt.

Rauchen verursacht Streß, nicht Entspannung. Die Illusion, daß es Ihnen hilft loszulassen, entsteht ebenfalls durch Assoziationen. Sie haben den Wunsch, eine Pause zu machen, abzuschalten. Dadurch wird das Verlangen nach einer Zigarette hervorgerufen. Das Rauchen stillt wiederum dieses Verlangen. Deshalb glauben Sie, es habe Ihnen geholfen, sich zu entspannen.

Gerade diese Illusion verstärkt sich während der Versuche, das Rauchen aufzugeben, häufig noch. Wenn Sie unter starken Verlustgefühlen leiden, sobald Sie aufgehört haben, werden Sie gegen Ihr Verlangen ankämpfen und versuchen – oder es sogar schaffen –, dieses zu unterdrücken. Doch gleichgültig, was von beidem zutrifft, Sie sind auf jeden Fall angespannter als in Ihrer Zeit als Raucher. Und diese Anspannung wird gemildert, sobald Sie sich eine Zigarette anzünden.

Doch es gibt eine Lösung für dieses Problem: Ändern Sie als Teil Ihres Entwöhnungsprozesses auch Ihre Denkgewohnheiten. Entscheiden Sie sich, Ihr Verlangen zu rauchen einfach zu akzeptieren und damit zu leben, statt dagegen anzukämpfen. Und schließlich werden Sie sehr viel entspannter sein, wenn Sie das Rauchen aufgegeben haben.

Selbstverständlich werden Sie auch über mehr Energie verfügen, denn Ihr Körper wird gesünder sein und der Sauerstoffpegel in Ihrem Blut normale Werte erreichen. Der Nikotinschub bringt zwar Ihr Herz dazu, schneller zu schlagen, was sich nach mehr Energie anfühlt. Aber dieser Effekt ist nicht wirklich Energie. Er dauert nur ein paar Sekunden an. Danach bringen die dafür verausgabte Energie und die inhalierten Chemikalien Ihren Energiepegel zum Sinken.

Ich habe etwas zu tun, wenn ich rauche

Viele Raucher machen sich Sorgen, womit sie sich denn beschäftigen sollen, wenn sie das Rauchen aufgegeben haben. Aber diese Frage muß nicht zum Problem werden, wenn Sie bereit sind, Ihr Verlangen zu rauchen, das hinter dieser Sorge steht, zur Kenntnis zu nehmen und zu akzeptieren.

Sobald Sie mit dem Rauchen aufhören, werden in Ihrem Tagesablauf Lücken dort fühlbar, wo Sie früher eine Zigarette geraucht haben. Ihre Angst vor diesen Pausen ist in Wirklichkeit die Angst, Ihr Rauchbedürfnis zu verspüren. Ihr Verlangen kann sich so bemerkbar machen, daß Sie gerne eine Zigarette nehmen und in der Hand halten oder einen peinlichen bzw. langweiligen Moment überspielen möchten.

In Wirklichkeit ist am Rauchen nichts besonders Faszinierendes. Und Ihre Hände müssen auch nicht ständig etwas tun. Achten Sie doch nur einmal auf all die Augenblicke im Laufe eines Tages, in denen Sie nicht rauchen: Was tun Ihre Hände dann?

Der Placebo-Effekt

In Wahrheit rührt all die Unterstützung, die das Rauchen Ihnen zu geben scheint, samt und sonders vom Placebo-Effekt her. Ein Placebo ist ein Mittel, das scheinbar bestimmte Wirkungen erzeugt, jedoch werden diese Wirkungen nicht von dem Mittel selbst hervorgerufen. Ihr Kopf erzeugt sie – wie das folgende Experiment zeigt.

Eine Gruppe von 56 Medizinstudenten erhielt entweder blaue oder rosarote Pillen, die nur Zucker enthielten. Man sagte ihnen jedoch, daß es sich dabei jeweils um ein Aufputsch- bzw. ein Beruhigungsmittel handle. Von den Versuchspersonen, die blaue Pillen erhalten hatten, entschieden 72 Prozent, daß sie ein Beruhigungsmittel erhalten haben mußten, weil sie sich schläfrig fühlten. Die rosaroten Pillen hatten weniger durchschlagende Auswirkungen, doch immerhin 32 Prozent der Probanden fühlten sich danach weniger müde, weshalb sie schlossen, daß sie ein Aufputschmittel erhalten hatten. Nur *drei* Studenten berichteten, daß die Pillen keine Wirkung hatten. Ein Drittel der Studenten berichtete von Nebenwirkungen wie Kopfschmerzen, Schwindelgefühlen, tränenden Augen, Unterleibsschmerzen, Kribbeln in Armen und Beinen oder einem schwankenden Gang.[5]

Wenn all diese Reaktionen einem völlig unwirksamen Mittel spontan zugeschrieben werden können, wieviel wahrscheinlicher ist es dann, daß Sie einer Droge wie Nikotin, die ja tatsächlich starke chemische Wirkungen hat, noch ein paar besondere Fähigkeiten zuschreiben?

Eine interessante Frage, die wahrscheinlich niemals beantwortet werden kann: Wo hören die tatsächlichen chemischen Wirkungen des Nikotins auf und wo beginnt der Placebo-Effekt?

Ganz sicher hat das Rauchen unmittelbare Auswirkungen auf den Körper wie höhere Herzfrequenz, höheren Blutdruck und einen gesteigerten Adrenalinspiegel. Eine Reihe weiterer Effekte, zum Beispiel erhöhte Konzentrations- und Merkfähigkeit, wurden häufig festgestellt, doch bisher gibt es noch keine wissenschaftlich haltbaren Belege dafür, daß Nikotin dem menschlichen Leben in irgendeiner Form wesentliche Hilfe bringt.

Was immer Nikotin auch wirklich tun kann, ist, wenn man von der Suchtbefriedigung einmal absieht, offensichtlich ziemlich unbedeutend.

Andererseits ist Rauchen natürlich oft auch lästig und behindert Sie genauso häufig, wie es zu helfen scheint. Es raubt Zeit und Energie. Sie müssen ständig daran denken und sich darum kümmern. Als Raucher sind Sie gezwungen, in regelmäßigen Abständen eine Zigarette zu rauchen, um Entzugserscheinungen zu vermeiden. Statt Ihnen als Stütze zu dienen, hat es mehr den Charakter einer Zwangsjacke.

In anderen Worten

IMOGEN: Ich habe zehn Jahre lang geraucht und häufig versucht aufzuhören. Doch fing ich immer nach ein paar Monaten wieder an, wenn ich unglücklich war, unter Streß stand oder in einer Krise steckte. Ich haßte und verachtete mich dafür, daß ich rauchte. Daß ich immer wieder rückfällig wurde, hieß in meinen Augen, daß ich schwach und verachtenswert war.

Am Full-Stop-Programm gefiel mir vor allem, daß es sich so gründlich auf das Rauchen und die Tricks, die man so anwendet, um seine Sucht nicht aufgeben zu müssen, konzentrierte. Daß ich die Dinge, die mit dem Rauchen selbst zu tun hatten, von den anderen schwierigen und stressigen Momenten in meinem Leben trennen konnte, war wie eine Erleuchtung für mich. Und eine enorme Erleichterung.

Wenn ich jetzt das Bedürfnis habe zu rauchen, sage ich mir nicht: »Nein, ich darf keine Zigarette rauchen.« Ich wende einfach die Grundtechnik an. Mir ist jetzt absolut klar, daß das Rauchen einer Zigarette nur den Wunsch zu rauchen befriedigt und mir keineswegs hilft, ein Problem zu lösen oder mich besser zu fühlen.

Das Gefühl, etwas geleistet und mein Leben in der Hand zu haben, sowie die Kraft, die mir meine Entscheidungsfreiheit gibt, sind mir eine ständige Quelle der Freude. Viele Menschen wissen gar nicht, welche Kraft sie haben. Sie wissen nicht, daß sie Entscheidungen treffen und danach handeln können. Das Bewußtsein, daß sie die Freiheit haben, zu rauchen oder nicht zu rauchen, kann die Menschen aus ihren selbstgeschaffenen Gefängnissen befreien und sie ermutigen, ein aktiveres und positiveres Leben zu führen, in dem sie ihre eigenen Ideen verwirklichen.

Die Motivation zum Aufhören

»Für dich, Tabak, würde ich alles tun, außer
zu sterben.«

Charles Lamb, A Farewell to Tobacco

Eines der grundlegendsten Ziele, das wir als lebende Wesen gemeinsam haben, ist es, gesund und am Leben zu bleiben. Tatsächlich dienen die meisten der Grundfunktionen unseres Geistes und unseres Körpers dazu, unser Überleben zu sichern und
das Dasein voll auszukosten.

Wie die meisten Ziele so kann auch dieses nicht in einem einzigen Anlauf erreicht werden. Auch Flugzeuge fliegen ihr Ziel
nicht in gerader Linie an. Sie fliegen eine Art engen Zickzack-
kurs. Das Flugzeug kommt vom Weg ab und wird ständig von
neuem auf Kurs gebracht. Wo es um unsere persönliche Gesundheit geht, wirkt eine Sucht insofern beeinträchtigend, als sie
diesen natürlichen Korrekturprozeß verhindert.

Als Raucher haben Sie vermutlich schon eine Menge Signale
erhalten, mit denen Ihr Körper Ihnen sagt, daß Sie vom Kurs
abgekommen sind: Husten, Halsentzündung, Energiemangel.
Diese Signale machen sich zuerst nur schwach bemerkbar. Wenn
Sie jedoch die entsprechenden Kurskorrekturen nicht vornehmen, werden sie bald lauter: chronische Bronchitis, Schmerzen
in der Brust, hoher Blutdruck … Je länger Sie diese Signale ignorieren, um so weiter kommen Sie vom Kurs ab. Wenn Sie
morgens aufwachen, nachdem Sie zuviel geraucht haben, und
ihren Kater »kurieren«, indem Sie sich eine Zigarette anzünden;
wenn Sie bemerken, daß Ihre Zehen bereits taub sind, weil Ihre
Durchblutung so schlecht ist, und Sie trotzdem weiterrauchen;
wenn Sie sich selbst versprechen, daß Sie am nächsten Silve-
sterabend aufhören zu rauchen, und es dann doch nicht tun:
dann verstärken Sie Ihre Kursabweichung immer mehr.

Nehmen wir einmal folgendes Beispiel: Ein Flugzeug fliegt von London nach New York. Statt sich jedoch südwestwärts zu halten, fliegt es gen Süden. Je länger es mit der Kurskorrektur wartet, um so weiter gerät es von seinem Bestimmungsort weg. Wenn dieses Flugzeug nun ein typischer Raucher wäre, dann würde es wohl die Auffassung vertreten, es sei besser, nach Sydney, Australien, zu fliegen, als irgendetwas zu verändern.

Genau dasselbe tun Sie jedoch, wenn Sie das Aufhören auf die lange Bank schieben. Langsam aber sicher bestärkt diese Verzögerungstaktik Ihr Suchtverhalten. Und ihr grundlegendes Ziel, das in Vitalität, Selbstachtung und Gesundheit besteht, wird dadurch übergangen und mißachtet.

Einige wohlbekannte Ausreden

Normalerweise versuchen Raucher, ihr Tun damit zu »begründen«, daß sie zum Aufhören nicht oder nicht ausreichend motiviert seien. Was brauchen Sie denn noch, um endlich eine ausreichende Motivation zu entwickeln?

Vielleicht warten Sie ja darauf, daß die Sucht einfach weggeht, auf den Tag, an dem Sie morgens aufwachen und keine Lust mehr auf eine Zigarette verspüren. Doch wie ich in Kapitel 2 erklärt habe, verschwindet der Wunsch zu rauchen nicht so einfach. Ganz im Gegenteil, je länger Sie rauchen, um so mehr verstärken Sie ihn. Einige Raucher machen die Erfahrung, daß sie das Rauchen immer weniger angenehm finden und das bis zu dem Punkt, an dem sie es überhaupt nicht mehr *genießen* können – und doch bringt das ihr Suchtverlangen nicht zum Verschwinden.

Möglicherweise warten Sie auf irgendein besonderes Ereignis, das Ihnen die entsprechende Motivation verschafft. Oder darauf, daß Sie alle anderen Probleme in Ihrem Leben gelöst haben, was immer das auch für Sie heißen mag. Denn dieser Prozeß wird erst wirklich abgeschlossen sein, wenn Ihr Leben um ist.

Noch gefährlicher ist es, zu warten, bis Ihre Gesundheit so weit angegriffen ist, daß Sie glauben, nun einfach aufhören zu *müssen*. Wie wir im Kapitel ›Ihre Freiheit zu rauchen‹ gesehen haben, hat diese Art der Motivation etwas höchst Bedrohliches. Außerdem ist es aufgrund des zusätzlichen Drucks dann noch schwieriger, das Rauchen endgültig aufzugeben.

Die Vorstellung, Sie könnten, ohne etwas zu tun, einfach auf Ihre Motivation warten, ist ein weiteres Selbsttäuschungsmanöver, das von Ihrer Sucht begünstigt wird.

Häufig hört man, daß jemand, um erfolgreich mit dem Rauchen aufzuhören, absolut überzeugt sein muß, das auch wirklich zu wollen. Dies ist ein Mythos, der die Leute jahrelang weiterrauchen läßt.

Wahr ist hingegen, daß die meisten Raucher den Ernst ihrer Situation leugnen und der Gedanke, das Rauchen aufzugeben, ihnen zwangsläufig eher zwiespältige Gefühle verursacht. Und daher kommen die meisten der charakteristischen Probleme beim Aufhören. Sie sind nicht ganz sicher, ob Sie wirklich aufhören wollen, und vor allem sind Sie nicht ganz sicher, ob Sie es auch tatsächlich schaffen werden. Und diese beiden Unsicherheitsgefühle vermischen sich in Ihrem Kopf. Sie haben Angst, daß Sie es niemals dauerhaft lassen können, und deshalb versuchen Sie, Ihr Dasein als Raucher zu akzeptieren, indem Sie sich selbst (und jedem, der es hören will) erzählen, daß Sie ja gar nicht wirklich aufhören wollen.

Im Anfangsstadium wird Ihre Motivation auch noch von der Angst, abhängig zu sein, überlagert. Falls Sie fürchten, daß Sie ohne Zigaretten nicht mehr klar denken können, dann werden Sie sich wohl kaum für das Aufhören entscheiden, wenn Sie dadurch Gefahr laufen, daß Sie beispielsweise Ihren Job verlieren. Und sollten Sie die Befürchtung hegen, nach Ihrem Rauchstop enorm zuzunehmen, dann mag das Weiterrauchen Ihnen ebenfalls als bessere Alternative vorkommen. Und wenn Sie gar mit Verlustgefühlen zu kämpfen haben, wird Ihr Selbstmitleid jeden Vorteil, den Sie aus Ihrer veränderten Situation ziehen könnten, überdecken. Tatsache ist, daß Sie etwas versuchen, was für Sie zum einen lebenswichtig ist und zum anderen eine große Herausforderung darstellt, da Sie nicht wissen können, ob Sie Erfolg haben werden.

Vielleicht müssen Sie diese Art von Sorgen erst ablegen, bevor Sie feststellen können, daß ein Leben ohne Zigaretten für Sie einfach schöner ist. Aber Sie können diese Probleme natürlich nur dann überwinden, wenn Sie aufhören und sich den Schwierigkeiten während des ganzen Prozesses stellen.

Wenn es also daran geht, das Rauchen tatsächlich aufzugeben, dann warten Sie nicht, bis »Ihnen danach ist«. Denn das könnte sehr lange dauern.

Und sogar wenn Sie anfangs einen Anflug von Begeisterung in bezug auf das Aufhören verspürten, werden Sie dieses Gefühl wohl kaum in seiner Gänze zulassen: Teils, weil Sie nicht sicher sind, wie lange es wohl vorhalten wird, und teils, weil Sie sich vielleicht dann verpflichtet fühlen, nicht mehr zu rauchen, wenn Sie allzu begeistert sind. Und gleichzeitig mag tief in Ihnen ein Stimmchen sagen, daß Sie insgeheim froh sind, daß Sie, zumindest im Augenblick, nicht rauchen.

Oder sind Sie vielleicht einer jener Raucher, die keinerlei Motivation fürs Aufhören aufbringen können? Sicher, ein klein wenig Interesse sollten Sie schon mitbringen. Aber Sie können ganz beruhigt sein: Sie müssen sich nicht wie die größte Stimmungskanone fühlen, um es zu schaffen. Wenn Sie den Vorgang richtig handhaben, wird sich daraus Ihre Motivation, nicht mehr anzufangen, langsam entwickeln – möglicherweise erst nach starken Zweifeln und langen Streitgesprächen, die Sie mit sich selbst führen.

Ein Geschenk an Sie selbst

Wenn Ihr Antrieb, das Rauchen aufzugeben, in erster Linie auf einen anderen Menschen zurückgeht, der Sie dazu anhält oder darum bittet, kann das zur Folge haben, daß Sie diesen Menschen dafür verantwortlich machen, was Sie tun. Sie sagen mehr oder weniger: »Mir ist gleichgültig, wie es mir geht, aber ich tue alles, was du willst.« Früher oder später wird daraus unvermeidlich das Gefühl des Verzichten-Müssens entstehen. Dadurch erleben Sie aber das Aufhören als einen Akt der Selbstaufopferung, was Sie reizbar macht und Ihnen jeden eigenen Antrieb, den Sie sonst vielleicht empfunden hätten, nimmt.

Höchstwahrscheinlich wurden Sie sogar von jemand anderem gebeten, doch mit dem Rauchen aufzuhören, aber das muß nicht heißen, daß darin nun Ihre Motivation liegen muß. Für Sie ist es im Augenblick am besten, daß Sie alle Gedanken an die Menschen, die möchten, daß Sie das Rauchen aufgeben, geistig zur Seite schieben und sich auf Ihre ganz persönlichen Gründe, damit aufzuhören, konzentrieren – auf die, welche nur für Sie *allein* zählen.

Und das gilt für alle, die möchten, daß Sie Schluß machen mit den Zigaretten, seien es nun Ihre Eltern, Kinder, Ihr Ehepartner, Freund, Arbeitgeber, Arzt oder die Gesellschaft im allgemeinen.

Aus diesem Grund habe ich Ihnen am Anfang dieses Buches geraten, niemandem zu erzählen, daß Sie aufhören möchten, und so lange als möglich nicht darüber zu sprechen.

Ich schlage vor, Sie tun Ihren Schritt ins Nichtraucherdasein aus ganz selbstsüchtigen Gründen und nur für sich allein. Mit »selbstsüchtig« meine ich nicht, daß es irgend jemandem etwas wegnehmen wird. Ich meine damit, daß es etwas sein sollte, das Sie um Ihrer selbst willen tun.

Das kann ziemlich schwierig sein, vor allem für die Generation älterer Frauen, die dazu erzogen wurde, immer zuerst an andere zu denken. Vielleicht verbringen Sie Ihren ganzen Tag damit, sich um andere zu kümmern, und haben das Gefühl, daß das einzige, was Sie für sich tun können, darin besteht, sich eine Zigarette anzuzünden. Für Sie ist es ganz besonders wichtig, daß Sie das Aufhören als etwas sehen, das Sie aus freien Stücken tun, um Ihre höchstpersönlichen Vorteile daraus zu ziehen, damit Sie sich am Ende nicht als Märtyrer fühlen. Vielleicht ist sich das Rauchen abzugewöhnen die erste »selbstsüchtige« Tat Ihres Lebens.

Wenn Sie wegen eines anderen Menschen aufhören, kann das Problem auftreten, daß Ihr Durchhaltevermögen von Ihrer Beziehung zu diesem Menschen abhängt. Wenn dieser irgendwann einmal etwas tut, das Sie wütend macht, löst Ihre Motivation sich in Nichts auf. Wollen Sie zum Beispiel hauptsächlich deshalb aufhören, weil Ihr Arbeitgeber Ihren Arbeitsplatz zur Nichtraucherzone erklärt hat, ist die Gefahr, daß Sie außerhalb der Arbeitsstelle rauchen, größer, vielleicht rauchen Sie dafür am Abend und am Wochenende mehr. Hören Sie auf, damit Ihre Kinder nicht als Passivraucher aufwachsen müssen, steigt die Wahrscheinlichkeit, daß Sie rauchen, wenn die Kinder weg sind. Und geben Sie das Rauchen auf, weil Ihr Freund es gerne hätte, so werden Sie so lange nicht rauchen, bis Sie mit ihm eine Auseinandersetzung haben.

Außerdem gibt es in diesem Zusammenhang noch ein weiteres Problem. Auch wenn Sie die Menschen, die Sie bitten aufzuhören, innig lieben, ist es möglich, daß Sie ihnen gegenüber plötzlich einen Groll hegen, da Sie emotional so reagieren, als hätten sie Ihnen Ihre Zigaretten weggenommen und Ihnen verboten zu rauchen.

Wenn Sie andererseits hauptsächlich deshalb aufhören, weil *Sie selbst* sich für diese Veränderung entschieden haben, übernehmen Sie die Verantwortung für Ihre Person, Ihre Gesundheit und Ihre Handlungen. Sie benehmen sich nicht, als hätte Sie jemand dazu gezwungen. Und Sie haben keine Verlustgefühle.

Nur wenn Sie das Rauchen in erster Linie um Ihretwillen aufgeben, weil sich dadurch Ihr Leben verbessert, können Sie die entsprechende Motivation aufbauen und aufrechterhalten, denn nur so steht diese Veränderung im Einklang mit Ihrem Urinstinkt zu überleben.

»Schließlich kann ich ja auch vom Bus überfahren werden.«
Denken Sie doch einen Moment darüber nach, weshalb Sie zwar bereit sind, anderer Menschen wegen das Rauchen aufzugeben, dasselbe jedoch nicht für sich selbst tun würden. Warum wollen die anderen, daß Sie aufhören, wenn Sie selbst es nicht wollen? Wie kommt es, daß Sie selbst seelenruhig weiterrauchen und gleichzeitig den Gedanken nicht ertragen, Ihre Kinder könnten damit anfangen? Und wieso möchten Sie, daß jemand, den Sie lieben, damit aufhört, wenn Sie selbst damit fortfahren?

All das gründet in einem der wichtigsten Aspekte der Sucht: Ihrer ausgiebig praktizierten Fähigkeit, Entschuldigungen für Ihr Rauchen zu finden. Denn mit den nötigen Informationen über die Gefahren, die Ihr Tun und Treiben so mit sich bringt, werden Sie schon bombardiert, seit Sie rauchen.

Die meisten Raucher verteidigen sich vor ihrem eigenen Gewissen und vor anderen Menschen, indem sie eine Art geistigen Puffer schaffen. Dies hilft ihnen, mit ihrer Sucht zu leben angesichts des überwältigenden Beweismaterials, das besagt, daß Rauchen eines der selbstzerstörerischsten Dinge ist, die sie tun können. Sie erfinden Vernunftgründe und pflegen ihre Glaubenssätze, die ja so logisch klingen, die aber in Wirklichkeit auf falschen Annahmen gründen. Sie leugnen ganz einfach die klar auf der Hand liegenden Tatsachen.

Diese Rationalisierungs- und Verleugnungsstrategien sind Ihnen vermutlich vertraut. Den Realitäten, die sie verbergen, müssen Sie sich stellen. Das ist Teil des Full-Stop-Prozesses. Nachstehend finden Sie einige der häufigsten dieser angeblichen Vernunftgründe. Denken Sie während des Lesens immer daran, daß Sie sich, wenn Sie all diese Lügen durchschauen wollen, klar machen sollten, daß Sie immer rauchen können, wenn es das ist, was Sie aus Ihrem Leben machen *wollen*.

»Der Schaden ist ja bereits angerichtet.«
Wenn Sie eine Krankheit wie Lungenkrebs oder Arteriosklerose im fortgeschrittenen Stadium haben, dann mag das zutreffen.

Aber Ihr Risiko, eine Raucherkrankheit wie Krebs oder Herzprobleme zu bekommen, sinkt ständig, nachdem Sie das Rauchen aufgegeben haben. Und wenn Sie bereits ein Emphysem haben, dann wird es zumindest nicht schlimmer, sobald Sie aufgehört haben, und Ihre Lungenkapazität verschlechtert sich nicht mehr.

Die Menschen, die ihren Zigarettenkonsum auf diese Art rechtfertigen, sagen damit eigentlich, daß sie sich aufgegeben haben. Das ist allerdings eine bedeutsame Entscheidung – und eine, die rückgängig gemacht werden kann.

» Wir sterben ja sowieso alle früher oder später. «

Raucher sterben mit Sicherheit früher. Eine jüngere Studie der American Cancer Society führt aus, daß »bei Menschen, die das Rauchen aufgeben, bevor sie 50 werden, das Risiko, in den nächsten 15 Jahren zu sterben, im Vergleich mit jenen, die weiterhin rauchen, um die Hälfte abnimmt«.

Wenn Sie noch sehr jung sind, dann scheint Ihnen die Möglichkeit, ein hohes Alter zu erreichen, vermutlich gar nicht so erstrebenswert. Doch als Raucher verhindern Sie nicht etwa das Altwerden, Sie beschleunigen es nur. Rauchen läßt Sie schneller altern als irgend etwas sonst, sowohl in Ihrem äußeren Erscheinungsbild wie auch an den inneren Organen.

Ja, vielleicht überfährt Sie morgen tatsächlich ein Bus. Niemand weiß, wie lange er leben wird. Doch Sie können absolut sicher sein, daß Ihre Gesundheit bereits durch Ihr Rauchen beeinträchtigt wird, jetzt, in diesem Augenblick. Und je länger Sie rauchen, um so schlimmer wird der Schaden.

» Ein kleines Laster braucht der Mensch. «

Viele Menschen sind in der Lage, mit dem Trinken aufzuhören oder erfolgreich eine Diät durchzuführen. An die Zigarette klammern sie sich jedoch, als wäre es ihr letzter Strohhalm. Aber Sie brauchen keine Sucht: Sie hat keinen wirklichen Zweck.

Die Rationalisierungsstrategie vom Typ »letzter Strohhalm« kommt meist von Menschen, die viel für andere tun und sich selbst zu wenig Zeit widmen. Wenn Sie erkennen, daß das Rauchen keine gute Möglichkeit ist, sich selbst Zuwendung zu schenken, werden Sie vielleicht nach dem Aufhören Mittel und Wege finden, wie Sie wirkliche Unterstützung und Belohnung erlangen können.

»Das Rauchen schadet mir nicht. Ich würde sofort aufhören, wenn das je der Fall wäre.«
Rauchen schadet Ihnen. Es ist nur eine Frage der Zeit, wann Sie dahinterkommen. Bei einigen Menschen ist das erste Symptom, das sie überhaupt bemerken, bereits ein Herzinfarkt. Aber das Rauchen zog ihre Gesundheit schon lange vorher in Mitleidenschaft.

Eine andere Form des Leugnens besteht darin, daß man behauptet, ein Symptom wie Kurzatmigkeit hätte andere Ursachen, eine Allergie vielleicht oder Asthma. Um diesen Vorwand als solchen zu entlarven, müssen Sie nur einmal eine Zeit lang aufhören zu rauchen und sehen, was dann passiert.

Ein Arzt beschrieb dieses Phänomen so: » … Süchtige sind sich gewöhnlich nicht im klaren, daß ihre Urteilsfähigkeit eingeschränkt ist; daher behaupten manche Raucher allen Ernstes, daß ihr Husten vom Dunst, Zug, Staub oder Nebel käme, von einer Infektion, Erkältung, einem ›Katarrh‹ oder gar einem Gasangriff im letzten Weltkrieg. Sie nehmen alle möglichen sinnlosen Medikamente und weisen die Vorstellung, das Rauchen könne dafür verantwortlich sein, mitunter ausgesprochen wütend zurück.«[6]

Der 1990 erstellte Bericht des medizinischen Leiters des Public Health Service in Amerika besagt: »Sicher kann gesagt werden, daß das Rauchen die am ausgiebigsten dokumentierte Krankheitsursache ist, die je in der Geschichte der medizinischen Forschung existiert hat.«

»Ich rauche ja gar nicht richtig.«

Dies ist ein großartiges Beispiel für ein grundlegendes Verleugnen des Problems. Eine Raucherin, die 30 Zigaretten am Tag konsumierte und Angst vor Krebs hatte, gestand mir, daß sie die Tatsache, daß sie rauche, sogar vor sich selbst leugnen könne. Glücklicherweise ist sie jetzt tatsächlich Nichtraucherin geworden. Dies soll Ihnen zeigen, wie gewaltig Ihr eigenes Denken Sie täuschen kann, wenn es darum geht, eine Sucht zu rechtfertigen.

Viele Raucher belügen sich selbst und andere im Hinblick auf die Zahl der von ihnen gerauchten Zigaretten, und die wenigsten möchten wirklich wissen, seit wie vielen Jahren sie bereits rauchen.

Die Erfahrung, Ex-Raucher zu sein

Die folgende Auflistung soll Ihnen zeigen, in welcher Hinsicht Ihre Lebensqualität sich verbessern wird, wenn Sie das Rauchen erst aufgegeben haben. Denn Statistiken zum Thema Gesundheit halten zwar wertvolle Informationen über die Gefahren des Rauchens bereit, doch Ihre persönliche Erfahrung wird für Sie weit ausschlaggebender sein. Es ist sehr wichtig, daß Sie sich immer daran erinnern, wie es war, Raucher zu sein, genauer gesagt, was das Rauchen Sie in jeder Hinsicht kostet.

Dazu ist es hilfreich, eine genaue Liste aufzustellen, auf die Sie zurückgreifen können, wenn Sie Gefahr laufen, dies zu vergessen. Bewahren Sie sie an einem sicheren Ort auf – in Ihrem Tagebuch oder in diesem Buch. Möglicherweise möchten Sie sie später noch einmal lesen, wenn sich alles ein wenig eingespielt hat.

Einige *Vorteile*, die von Ex-Rauchern häufig angeführt werden:
▷ Mehr Energie
▷ Gesteigertes Geruchs- und Geschmacksempfinden
▷ Verbesserte Atmung

▷ Besseres Gehör
▷ Eine klarere Stimme
▷ Klarere, weniger gereizte Augen
▷ Mehr Sauberkeit und Gesundheit für Zähne und Zahnfleisch
▷ Ein frischerer Atem
▷ Klareres Denken
▷ Man fühlt sich entspannter
▷ Man braucht weniger Schlaf
▷ Ein angenehmeres Gefühl beim Aufwachen
▷ Bessere Durchblutung: mehr Wärme in Fingern und Zehen
▷ Verbesserter Blutdruck
▷ Weniger Kopfschmerzen
▷ Kein entzündeter Hals mehr
▷ Kein pfeifendes Atmen und kein Raucherhusten mehr
▷ Keine Schmerzen mehr in Brust oder Beinen
▷ Bessere Chancen auf ein längeres und aktiveres Leben
▷ Ein sehr viel geringeres Risiko, an einem Emphysem zu er-
  kranken
▷ Ein sehr viel geringeres Risiko, Kreislaufprobleme zu be-
  kommen
▷ Geringeres Risiko, an bestimmten Krebsarten zu erkranken,
  vor allem Lungen-, Kehlkopf- und Mundhöhlenkrebs
▷ Geringeres Risiko, einen Schlaganfall zu erleiden
▷ Osteoporose (Spröde-Werden der Knochen) setzt später ein
▷ Geringeres Risiko, ein Magen- oder Zwölffingerdarmge-
  schwür zu bekommen
▷ Weniger Sodbrennen und säurebedingte Verdauungsstörun-
  gen
▷ Geringeres Risiko, an Lungenentzündung oder Bronchitis zu
  erkranken
▷ Verringertes Risiko während einer Vollnarkose
▷ Geringeres Risiko bei der Einnahme anderer Drogen oder
  Medikamente, beispielsweise zur Empfängnisverhütung
  (Pille)
▷ Weniger Probleme mit Nebenhöhlen oder Allergien

▷ Weniger und kürzere Erkältungen

▷ Bereits bestehende Krankheiten wie Asthma, Diabetes und Emphyseme verbessern sich

▷ Für Frauen: Die Wechseljahre setzen später ein und bringen weniger Probleme mit sich

▷ Für Männer: Geringeres Risiko, impotent zu werden

▷ Befriedigendere Erfahrungen auf sexuellem Gebiet

▷ Bessere Leistungen im Sport

▷ Ein aktiveres und produktiveres Leben

▷ Mehr Geld

▷ Bessere Chancen im Beruf

▷ Niedrigere Beiträge bei einigen Versicherungen

▷ Endlich Freiheit von Rauchverboten

▷ Mehr Sauberkeit zuhause und im Auto

▷ Keine Brandstellen mehr auf Kleidern und Möbeln

▷ Keine stinkenden Aschenbecher mehr

▷ Geringeres Brandrisiko

▷ Mehr Sicherheit beim Autofahren

▷ Das Gefühl, etwas Tolles geschafft zu haben

▷ Keine Angst mehr vor den Folgen des Zigarettenkonsums

▷ Keine Schuldgefühle mehr wegen des Rauchens

▷ Man ist nicht mehr länger von dem Gedanken besessen, man müsse nun endlich das Rauchen aufgeben

▷ Frei sein von der Abhängigkeit

▷ Mehr Selbstvertrauen und Selbstachtung

▷ Man riecht nicht mehr wie ein Raucher

▷ Keine Nikotinflecken mehr an den Fingern

▷ Man sieht jünger aus

▷ Schönerer Teint

▷ Weniger Falten

▷ Narben heilen besser

▷ Das Gefühl, selbstbestimmt zu leben

▷ Der Wunsch, andere positive Veränderungen herbeizuführen, und das Vertrauen, dies auch zu schaffen

▷ Eine positivere Weltsicht

Diese Liste ist *keineswegs* vollständig. So fehlen zum Beispiel noch eine Menge ernsthafter körperlicher Probleme, die durch das Rauchen entweder verursacht oder verschlimmert werden. Es gibt keinen Teil Ihres Körpers, den das Rauchen nicht schädigt, da giftige Chemikalien in hoher Konzentration in Ihren Blutkreislauf gelangen, der wiederum jede einzelne Zelle ernährt. Und jede Zigarette, die Sie rauchen, trägt dazu bei – angefangen bei der allerersten. Es ist nur eine Frage der Zeit, wann die Symptome sich dramatisch bemerkbar machen, doch das Rauchen schädigt Sie bereits lange vorher.

Sehr interessant ist in diesem Zusammenhang die unterschiedliche Abheilung von Narben, da dies etwas ist, das man leicht messen kann. In einer Studie wurden 120 Frauen untersucht, die dieselbe geringfügige Routineoperation hinter sich hatten. Darunter waren auch 69 Raucherinnen. Bei den Raucherinnen stellte man nach dem Abheilen fest, daß die Narben fast dreimal so breit waren wie bei den Nichtraucherinnen.[7]

Können Sie sofortige Besserung erwarten?

Natürlich kann niemand garantieren, daß Sie all die Vorteile, die Sie sich erhoffen, sofort erfahren werden. Manche erwarten beispielsweise, daß sie mehr Energie haben werden, wenn sie das Rauchen aufgegeben haben, und sind danach enttäuscht, weil ihr Energiepegel nicht nennenswert ansteigt. Das hängt aber von Ihrer persönlichen Fitneß ab. Raucher, die Sport treiben oder sonstige körperliche Übungen machen, spüren fast immer, daß sie nach dem Aufhören über mehr Ausdauer verfügen. Das läßt sich leicht messen, da sie einfach mehr Runden schwimmen oder öfter Squash spielen und auch gewinnen können. Sehr häufig sind Menschen, die meinen, daß sie nach dem Rauchstop nicht fitter sind als vorher, schon von Anfang an körperlich nicht besonders trainiert. Mit dem Rauchen aufzuhören macht Sie nicht fit, obwohl es Sie durchaus in die Lage versetzt, Ihr Leistungsniveau zu steigern. Wie schnell sich Ihre Gesundheit verbessert, wird auch davon abhängen, wieviel und wie lange Sie geraucht haben. Je größer der angerichtete Schaden ist, um so länger wird Ihr Körper brauchen, um sich zu erholen. Außerdem reagiert jeder Körper verschieden: Manche Menschen fühlen sich schon vom ersten Tag an sehr viel besser, andere brauchen eine ziemlich lange Zeit, vielleicht bis zu sechs Monate, bevor sie überhaupt gesundheitliche Verbesserungen bemerken.

Aber von all den Vorteilen, die das Aufhören bringt, wird nach Aussage meiner Kursteilnehmer am stärksten die Freiheit von der Abhängigkeit empfunden. Und das geschieht mehr oder weniger sofort. Die meisten finden es ungeheuer aufregend, zum ersten Mal seit Jahren ihre Sucht unter Kontrolle zu haben.

Andere Menschen ziehen manchmal unerwarteten Gewinn daraus, daß sie das Rauchen aufgegeben haben. Als ich aufhörte, war ich verblüfft, wie viel lebendiger ich mich morgens fühlte. Eine meiner Kursteilnehmerinnen erzählte erst kürzlich, daß eine Woche, nachdem sie aufgehört hatte, ihre Schmerzen im unteren Rücken verschwanden. Eine andere stellte mit Erstaunen fest, daß sie nach dem Rauchstop keine Brille mehr brauchte. Und wieder ein anderer war nach 35 Jahren als Raucher überrascht vom Geruch eines Bleistifts.

Doch es ist wirklich wichtig, daß Sie – vor allem in den ersten Wochen nach dem Aufhören – den Unterschied zu Ihrem Leben als Raucher ehrlich zur Kenntnis nehmen und sich, ohne zu beschönigen, daran erinnern, wie es war, als Sie noch rauchten. Unterschätzen Sie vor allem den Geistesfrieden nicht, den Sie erlangen, wenn Sie die üblichen Schuldgefühle und Ängste, mit denen Sie als Raucher leben mußten, endlich los sind.

Doch wenn Sie am Ende keinerlei Verbesserung in Ihrem Leben erkennen können, rufen Sie sich ins Gedächtnis, daß Sie jederzeit wieder anfangen können zu rauchen. Meiner Erfahrung nach kommen fast alle Menschen sehr schnell mit ihrer wirklichen Motivation in Kontakt, sobald sie die ihnen offenstehenden Wahlmöglichkeiten ernsthaft erwägen. Vielleicht entscheiden Sie sich ja wirklich dafür, daß Sie Raucher sein wollen – doch denken Sie immer daran, welche Auswirkungen Ihnen das Kleingedruckte bei diesem Handel beschert. Es liegt an Ihnen. Im zweiten Teil dieses Buches werden wir ausführlich beschreiben, wie Sie mit den Vorteilen, die das Aufhören für Sie ganz persönlich bringt, arbeiten können, damit Sie Unterstützung finden, wenn Sie ein für allemal mit dem Rauchen Schluß machen wollen.

In anderen Worten

JANE: Ich kann mich noch gut an meine erste Zigarette erinnern. Ich war fünfzehn und war in den Ferien nach Schottland gefahren. Dort zündete ich mir eine St. Moritz mit Menthol an, mit Goldbinde, um bei Stuart aus Glasgow Eindruck zu schinden – einem bezaubernden Jungen von etwa 18 Jahren. Stuart blieb davon unbeeindruckt, ich aber hatte meinen ersten Schritt hin auf eine 60-Zigaretten-täglich-Romanze mit dem blauen Dunst gemacht, die 20 Jahre lang andauern sollte.

Während all dieser Jahre versuchte ich nicht einmal, das Rauchen aufzugeben. Ich liebte es. Es gab mir »Selbstvertrauen«. Es war »schick«. Ich lag mit Bronchitis im Bett und rauchte immer noch 30 Zigaretten pro Tag. Und es gab kaum einen Samstag, an dem ich nicht nachts um vier Uhr zu irgendeiner noch geöffneten Tankstelle marschierte, um meine Vorräte aufzufüllen.

Zu Full-Stop kam ich als Journalistin, quasi nur als Beobachterin. Ich hatte nicht die geringste Absicht aufzuhören und war sehr skeptisch bezüglich der Dinge, die diese Methode angeblich schaffen sollte. Eine Woche später war ich Ex-Raucherin. Eine mißtrauische zwar, doch waren das immerhin die ersten 24 Stunden innerhalb eines Jahrzehnts, die ich ohne Zigaretten verbracht hatte. Und als ein rauchfreier Tag sich an den anderen reihte, mußte ich mir eingestehen, daß ich wohl tatsächlich mit dem Rauchen aufgehört hatte.

Jetzt, drei Jahre später, habe ich immer noch keine einzige Zigarette geraucht, und bin, obwohl ich gelegentlich immer noch Lust darauf habe, erstaunt, daß dieser Prozeß so vergleichsweise schmerzlos verlief. Daß das Full-Stop-Programm tatsächlich wirkt, beweist für mich schon die Tatsache, daß ich nicht verzweifelt versucht habe, das Rauchen aufzugeben, ja daß ich es nicht einmal für möglich gehalten hätte. Full-Stop ist eine bemerkenswerte Methode, die mich mehr oder weniger im Handstreich genommen hat.

Eine Fähigkeit,
die Sie erlernen können

Ändern Sie Ihre Denkgewohnheiten

> »Die Vernunft arbeitet nicht automatisch; das
> Denken ist kein mechanischer Prozeß ... Ihr
> Magen, Ihre Lungen oder Ihr Herz funktionieren
> automatisch; Ihr Geist nicht. Zu jeder Stunde, an
> jedem Scheideweg Ihres Lebens haben Sie die
> Wahl, entweder zu denken oder dieser Anstren-
> gung aus dem Weg zu gehen.«
>
> *Ayn Rand, Atlas Shrugged*

Jetzt, wo Sie das Wesen Ihrer Sucht verstanden haben und sehen, wie mächtig sie ist, wird der zweite Teil dieses Buches sich darauf konzentrieren, wie Sie Ihr Denken praktisch trainieren können, Ihren Wunsch nach einer Zigarette zu akzeptieren und damit umzugehen. Diese Techniken sind Hilfestellungen, mittels derer Sie Ihr Denken verändern können. Sie werden Ihnen die Arbeit jedoch nicht abnehmen: Sie sind nur Werkzeuge, die Ihnen zur Verfügung stehen.

Es wird Ihnen helfen, wenn Sie die Funktionsweise dieser Methode bereits verstehen lernen, solange Sie noch rauchen, daher halte ich es für eine gute Idee, wenn Sie diese Kapitel schon lesen, bevor Sie aufhören. Doch aneignen können Sie sich diese Techniken nur, nachdem Sie aufgehört haben. Es ist unmöglich, sich mit Ihrem Verlangen nach einer Zigarette sinnvoll auseinanderzusetzen, wenn Sie es noch immer mittels Rauchen stillen.

Wie bei jeder anderen erlernbaren Fertigkeit auch, etwa beim Schwimmen, kann ein Teil vorab erklärt werden. Irgendwann kommt jedoch ein Punkt, an dem Sie nichts mehr lernen können, wenn Sie sich Ihren Ängsten nicht stellen und ins Wasser springen.

Der erste Schritt ist, sich klarzumachen, daß Sie, auch nachdem Sie das Rauchen aufgegeben haben, immer noch mit Ihrem Verlangen nach einer Zigarette konfrontiert sein werden. Und so sehen Ihre Alternativen aus: Entweder Sie rauchen weiter oder Sie lernen, wie Sie mit diesem Verlangen umgehen können.

Der Wunsch zu rauchen wird mit der Zeit nachlassen. Er wird sich immer seltener bemerkbar machen und immer schwächer werden. Aber nicht die Tatsache, daß Ihr Verlangen abklingt, wird Ihnen helfen, nicht wieder anzufangen. Entscheidend ist, wie Sie damit umgehen, wenn Sie es verspüren. *Der Raucherentwöhnungsprozeß ist ein Lernprozeß, in dem Sie die Fähigkeit erwerben, mit Ihrem Wunsch zu rauchen richtig umzugehen.* Zu diesem Zweck müssen Sie Ihr Denken ganz bewußt trainieren.

Alles, was Sie wissen müssen, um sich mit Ihrem Verlangen nach einer Zigarette richtig auseinanderzusetzen, sobald es auftaucht, ist hier im Überblick dargestellt. Während Sie noch geraucht haben, haben Sie zwischen diesem Verlangen und dem Rauchen einer Zigarette Tausende von Malen eine geistige Verbindung hergestellt. Nun werden Sie eine neue Assoziation bilden: Ihr Wunsch zu rauchen wird zum Auslöser für einen Denkprozeß.

Die Grundtechnik

Schritt 1: »Ich verspüre den Wunsch zu rauchen.«
Sobald Sie ein Verlangen nach einer Zigarette bemerken, sprechen Sie diese Worte zu sich selbst. Das bedeutet nicht, daß Sie jetzt rückfällig werden wollen. Es hilft Ihnen nur, sich darüber klar zu werden, was in Ihrem Kopf eigentlich vorgeht. Indem Sie diesen Wunsch zur Kenntnis nehmen, gewinnen Sie ein wenig Zeit, in der Sie entscheiden können, was Sie als nächstes tun werden.

Schritt 2: »Ich habe die Freiheit zu rauchen.«
Dieser Satz erinnert Sie daran, daß Sie tatsächlich die Wahl haben. Wenn Sie sich das in diesem Moment nicht ins Gedächtnis rufen, wird der süchtige Teil Ihres Denkens annehmen, daß Sie

nicht rauchen können und sofort bestimmte Symptome eines Verlustgefühls hervorbringen.

Schritt 3: »Ein Zug, und ich werde rauchen.«

Hier sagen Sie Wort für Wort die Wahrheit: Sie sind immer gerade einen Zug davon entfernt, sich wieder mit der geballten Macht Ihrer Sucht einzulassen, wie wir in Kapitel 6 gesehen haben.

Schritt 4: Entweder: »Ich entscheide mich, wieder zu rauchen.« Oder: »Für den Moment entscheide ich mich, meinen Wunsch zu rauchen einfach zur Kenntnis zu nehmen.«

Jetzt ist der Zeitpunkt für Ihre Entscheidung. Versuchen Sie mal, zu sich selbst zu sagen: »Ich entscheide mich dafür, wieder zu rauchen.« So können Sie überprüfen, ob es das ist, was Sie wirklich wollen. Alternativ können Sie sich dafür entscheiden, Ihren Wunsch zu akzeptieren.

Indem Sie sich nur für diesen Augenblick entscheiden, behalten Sie immer im Hinterkopf, daß diese Entscheidung nicht für immer und ewig ist. Sie nehmen Ihr Verlangen hin, so wie es im Augenblick eben ist, auch wenn sich das nicht gerade gut anfühlt. Je öfter Sie den Wunsch zu rauchen spüren und sich dafür entscheiden, ihn einfach zur Kenntnis zu nehmen statt zu rauchen, um so einfacher wird dieser Vorgang für Sie werden.

Wenn Sie möchten, können Sie diesen Satz auch mit »willkommen heißen« abwandeln. Wenn Sie Ihr Verlangen nach einer Zigarette »willkommen heißen«, dann bedeutet das, daß Sie es vollkommen und bedingungslos akzeptieren. Im Kapitel ›Übernehmen Sie die Kontrolle‹ wird erklärt, weshalb dies die beste von allen Möglichkeiten ist.

Schritt 5: »Ich entscheide mich so, damit ich mir folgende Vorteile sichern kann: …«

Beenden Sie nun den Denkprozeß, indem Sie sich die Vorteile, die Sie durch das Nichtrauchen erlangen, ins Gedächtnis rufen.

Was dabei für Sie am bedeutsamsten ist, kann sich von Tag zu Tag ändern. Das Kapitel ›Die Motivation zum Aufhören‹ wird Ihnen helfen, diesen Teil der Grundtechnik weiterzuentwickeln.

Und nun die gesamte Technik noch einmal im Überblick:

Die Grundtechnik
(Wie ich meine Entscheidung treffe)

Schritt 1: »Ich verspüre den Wunsch zu rauchen.«

Schritt 2: »Ich habe die Freiheit zu rauchen.«

Schritt 3: »Ein Zug, und ich werde rauchen.«

Schritt 4: *Entweder:* »Ich entscheide mich, wieder zu rauchen.«

Oder: »Für den Moment entscheide ich mich, meinen Wunsch zu rauchen einfach zur Kenntnis zu nehmen.«

Schritt 5: »Ich entscheide mich so, damit ich mir folgende Vorteile sichern kann: …«

Wie Sie sich diese Technik wirklich aneignen können

Es ist sehr wichtig, daß Sie sich mit jeder der Aussagen der Grundtechnik wirklich beschäftigen. Am Anfang ist es normal, daß Sie Zweifel haben, da Sie ja gerade erst dabei sind, Ihr Denken zu ändern. Nehmen Sie sich Zeit, um ein wenig darüber nachzudenken. Wenn Sie die Worte nur wie ein Papagei vor sich hin plappern, ohne davon überzeugt zu sein, wird Ihnen das auf Dauer nicht viel helfen.

Um Ihnen bei der Umsetzung der Grundtechnik zu helfen, schlage ich Ihnen – wie all meinen Kursteilnehmern – vor, daß Sie während der ersten Wochen nach dem Aufhören *Ihre Zigaretten immer bei sich haben*. Verstecken Sie sich nicht vor der Wirklichkeit Ihres Verlangens. Umgeben Sie sich statt dessen, wo Sie nur können, mit Päckchen Ihrer Lieblingsmarke und halten Sie Feuerzeug, Zündhölzer und Aschenbecher – genau wie immer – ständig bereit. Zu Hause, bei der Arbeit und wenn Sie sich mit Freunden treffen. Sorgen Sie dafür, daß Sie eine offene Schachtel Ihrer Marke vor sich liegen haben, wenn das Verlangen Sie überkommt, und nehmen Sie sie auch in die Hand.

Manche Menschen sprechen sogar mit der Zigarettenschachtel und treten auf diese Weise in Dialog mit ihrer Sucht. Das ist, als würde Ihre Sucht zu Ihnen sprechen. Um endgültig davon loszukommen, müssen Sie lernen, wie Sie ihr antworten können.

Je unwohler Sie sich mit den Zigaretten in der Tasche fühlen, um so schwerer fällt es Ihnen vermutlich, die nötigen Veränderungen in Ihrem Denken vorzunehmen. Wenn Sie wirkliche Zigaretten vor sich haben, sind Sie mit Ihrem tatsächlichen Wunsch zu rauchen konfrontiert. So werden Sie in die Lage versetzt, Ihre Entscheidung und Ihre Freiheit, wieder zur Zigarette zu greifen, so zu verstärken, daß Sie sie wirklich dauerhaft umsetzen können.

Gegen diesen Teil der Technik wehren sich einige Kursteilnehmer oft heftig, wenn sie zum ersten Mal davon hören. Später jedoch erzählen sie häufig, daß sie gerade dies am meisten schätzen würden. Und dieser Part ist tatsächlich enorm wichtig, weil er sofort alle Ängste, Panikgefühle und allen Leidensdruck, den Verlustgefühle mit sich bringen, ausräumt. Dies ist der beste und der schnellste Weg, um Ihre Sucht endgültig unter Kontrolle zu bekommen.

Der Haupteinwand gegen diese Methode besteht gewöhnlich darin, daß Sie sich in einem schwachen Moment ja eine anzünden könnten, ohne groß darüber nachzudenken. Aber wenn Sie Zigaretten zur Hand haben, wenn Sie mit dem Rauchen aufhören, fällt es Ihnen leichter, mit der Angst fertigzuwerden, daß Ihr Verlangen zu rauchen Sie überwältigen könnte. Denn nicht Ihr Verlangen verführt Sie zum Rauchen. Wenn Sie rückfällig werden, dann nur deshalb, *weil Sie Ihr Verlangen absolut nicht akzeptieren wollen.*

Schließlich werden Sie nicht sehr lange Nichtraucher bleiben, wenn Ihre Fähigkeit, das Rauchen sein zu lassen, einzig und allein davon abhängt, daß keine Zigaretten greifbar sind. Sie leben in einer Welt voller Zigaretten. Andere Menschen werden sie rauchen, sie Ihnen vielleicht sogar anbieten, und Sie werden ganz sicher Lust darauf bekommen.

Das folgende Zitat stammt aus einer Studie über rückfällig gewordene Raucher: »Andere Raucher dienen nicht nur als Anlaß zum Rauchen, sondern auch als Zigarettenlieferant. Bei der Hälfte der rückfällig Gewordenen ist es ein anderer Raucher, der für die betreffenden Zigaretten sorgt … in den meisten Fällen bittet der Ex-Raucher ausdrücklich um eine Zigarette.«[8]

Unbewußtes Rauchen

Wenn Sie sich der Grundtechnik bedienen, werden Sie lernen, mit Ihrem Wunsch zu rauchen richtig umzugehen und so bewußte Kontrolle über Ihr Rauchen auszuüben – und das ganz ohne Nebenwirkungen und ohne die Gefahr, unbeabsichtigt wieder anzufangen.

Als Raucher konsumieren Sie Ihre Zigaretten möglicherweise ziemlich häufig eher unbewußt. Sie merken gar nicht, daß Sie sich eine Zigarette anzünden, während Sie an etwas ganz anderes denken. Wenn Sie also glauben, daß Ihnen das auch geschehen könnte, sobald Sie aufgehört haben, so ist dies nur zu verständlich.

Wenn Sie aufzuhören versuchen, indem Sie Ihr Verlangen unterdrücken, kann es leicht passieren, daß Sie sich plötzlich mit einer Zigarette in der Hand wiederfinden. Vielleicht ist Ihnen das früher auch schon einmal geschehen. Das liegt daran, daß Sie Ihr Denken nie darauf trainiert haben, Ihr Verlangen zur Kenntnis zu nehmen und zu akzeptieren. Ihr unterdrückter Drang lebte in Ihrem Unbewußten weiter und brachte Sie dazu, sich automatisch eine Zigarette anzuzünden. Sie hatten gar keine Möglichkeit, Kontrolle über Ihr Tun zu erlangen. Doch Sie werden sehen, daß es schlechterdings unmöglich ist, unbewußt zu rauchen, wenn Sie unsere Technik anwenden. Das könnte nur geschehen, wenn jemand – ganz im Gegensatz zu dem, was die Full-Stop-Methode lehrt – immer noch alles massiv verdrängt. Das Kapitel ›Übernehmen Sie die Kontrolle‹ wird Ihnen zeigen, wie Sie Ihr Verlangen hervorrufen können. Wenn Sie immer noch sehr zur Verdrängung neigen, ist diese Technik für Sie von größter Wichtigkeit.

Geben Sie jedoch das Rauchen auf, indem Sie lernen, Ihren Wunsch zu rauchen zuzulassen und zu akzeptieren, wird der bewußte Teil Ihres Geistes sich schnell an diesen Denkprozeß gewöhnen.

Anfangs kann es Ihnen zwar durchaus passieren, daß Sie eine Zigarette zur Hand nehmen und vollkommen vergessen, daß Sie ja eigentlich aufgehört haben. Aber Sie werden sehen, daß es unmöglich ist, sie in den Mund zu stecken und anzuzünden, ohne dies wahrzunehmen. Solange Sie nämlich noch Raucher sind, spielt das Anzünden einer Zigarette in einer endlosen Reihe von Tausenden keine größere Rolle. Doch wenn Sie nach unserer Methode aufgehört haben, erhält das Rauchen einer Zigarette einen ungeheuren Stellenwert.

Vollkommen verschieden von dieser Art des unbewußten Rauchens ist das Rauchen im Traum. Es kommt ziemlich häufig vor, daß Sie träumen, Sie würden rauchen, nachdem Sie bereits aufgehört haben, und beim Aufwachen nicht mehr genau wissen, ob Sie sich nun tatsächlich eine angesteckt haben. Im ersten Augenblick kann dies eine gewisse Aufregung verursachen, aber, wenn Sie merken, daß alles nur ein Traum war, folgt die sofortige Erleichterung.

Wenn Sie Träume haben, in denen Sie rauchen, bedeutet das nicht, daß Sie in Ihrem Wachbewußtsein nicht mit Ihrem Leben zurechtkommen, und schon gar nicht, daß Sie rückfällig werden. Es zeigt einfach nur, wie sehr das Rauchen noch in Ihrer Persönlichkeit verankert ist.

Wenn Sie tatsächlich das Rauchen aufgeben, können Sie mit Widerstand auf der ganzen Linie rechnen: Das ist Teil des Entwöhnungsprozesses. Bevor Sie aufhören, suchen Sie vielleicht nach allen möglichen Entschuldigungen, um nur noch ein bißchen weiterrauchen zu können. Doch auch wenn Sie aufgehört haben und versuchen, dabei zu bleiben, zaubert Ihre Sucht gern ein paar Tricks hervor, um wirkliche Veränderungen zu verhindern:

• Die Grundtechnik vergessen

Es kann durchaus vorkommen, daß Sie sich plötzlich an eine oder zwei Zeilen der Grundtechnik nicht mehr erinnern. Der suchtgesteuerte Teil Ihres Bewußtseins weigert sich, die Wahrheit zur Kenntnis zu nehmen, indem er sie einfach auslöscht. Das ist ein Grund, weshalb es Sinn macht, die Aussagen der Grundtechnik ständig zu wiederholen und sich nicht nur auf die Idee, die dahinter steht, zu konzentrieren.

Vielleicht möchten Sie die Grundtechnik auf ein Blatt Papier schreiben und dieses während der ersten Tage Ihres Nichtraucherdaseins mit sich tragen. Sie können es zusammen mit Ihren Zigaretten verwahren. Wenn Sie tatsächlich einmal die Worte vergessen, dann können Sie einfach nachsehen.

Oder wollen Sie das Ganze lieber auswendig lernen, so daß Sie jederzeit darüber nachdenken können? Ihr Verlangen zu rauchen wird kommen und gehen, und Sie werden immer wissen, wie Sie ihm begegnen können, wenn Sie die Grundtechnik immer im Kopf haben.

• Die Grundtechnik abändern

Eine etwas subtilere Form des Widerstandes ist es, den genauen Wortlaut der Grundtechnik zu verändern, etwa indem Sie sagen: »Ich entscheide mich, nicht zu rauchen.« Wenn Sie die Wahl treffen, »nicht zu rauchen«, legen Sie nicht fest, was Sie tatsächlich tun. Sie könnten es nämlich durchaus schaffen, eine Weile nicht zu rauchen, weil Sie sich selbst Ihren Wunsch zu rauchen übelnehmen oder ihn gar vollkommen unterdrücken. Sie sollten jedoch immer im Kopf behalten, daß Sie sich auf Ihrem Weg ins Nichtraucherdasein dafür entscheiden wollen, »das Verlangen zu akzeptieren«.

• Glauben, daß Sie zu beschäftigt sind

Widerstand zeigt sich auch, wenn Sie glauben, »zu beschäftigt« zu sein, um über Ihr Verlangen nach einer Zigarette nachdenken zu können. Wenn Sie wirklich so wenig Zeit haben, dann sollten Sie dem Aufhören während der ersten paar Wochen absolute Priorität einräumen.

Das bedeutet, daß Sie sich bewußt die Zeit nehmen sollten, mit Ihrem Wunsch zu rauchen umgehen zu lernen. *Sie brauchen weniger als 30 Sekunden, wenn Sie alle Schritte der Grundtechnik gründlich anwenden.* Sie werden bemerken, daß es in Wirklichkeit sehr viel einfacher ist, sich genügend Zeit für die Grundtechnik zu nehmen, sobald Sie Ihr Verlangen nach einer Zigarette spüren, als diesen Wunsch zu unterdrücken. Sie werden sich selbst viel besser unter Kontrolle haben und sich viel selbstbestimmter fühlen, wenn Sie sich klar entscheiden, Ihren Wunsch zu akzeptieren.

Wenden Sie die Technik regelmäßig an, wird sie funktionieren; tun Sie das nicht, könnten Sie Probleme bekommen.

Überkommt Sie das Verlangen zu rauchen während eines Gespräches, zum Beispiel am Telefon, dann sollten Sie zuerst das Gespräch beenden. Wenden Sie nun, sobald es Ihnen möglich ist, die Grundtechnik an, bevor Sie sich einer anderen Tätigkeit zuwenden.

Es ist ein Fehler, anderen Menschen mitzuteilen, was Sie denken oder fühlen, wenn Ihr Verlangen zu rauchen in Ihnen aufkommt: Machen Sie das mit sich selbst ab. Es ist allein Ihre Sache, es zu akzeptieren. Manchmal hilft es, den Wortlaut der Grundtechnik laut vor sich hinzusagen, wenn man allein ist, aber ich würde Ihnen auf jeden Fall raten, diesen Prozeß sozusagen unter Ausschluß der Öffentlichkeit zu vollziehen, vor allem ganz zu Anfang, wenn Sie gerade beginnen, die Technik in Ihr Leben einzubauen.

Wie Sie das Verlangen erkennen

Zunächst ist das Verlangen zu rauchen ein simpler Gedanke, der sich dann zu einer körperlich spürbaren Empfindung entwickelt. Auf den ersten Blick klingt das vielleicht unglaubwürdig, da das Verlangen so ununterbrochen anzudauern scheint und außerdem während des Entzugs (der in Ihrem Kopf und in Ihrem Körper zugleich abläuft) noch andere Symptome auftauchen, die man häufig mit dem Verlangen verwechselt. Doch nach ein paar Tagen sollte Ihnen klar sein, daß der Wunsch zu rauchen von bestimmten Situationen und Umständen ausgelöst wird und nicht von einem körperlichen Bedürfnis.

Obwohl es eigentlich in Ihrem Kopf entsteht, wird das Verlangen als körperliche Empfindung erfahren, die Ihnen ziemlich zusetzt. Vielleicht nehmen Sie auch die körperlichen Auswirkungen vor dem Gedanken wahr, doch ein Gedanke geht dem immer voraus. Wenn Sie aufhören, werden Sie ganz zu Anfang das Gefühl haben, eine Welle von Unwohlsein überschwemme Ihren Körper. Ein wenig später, wenn Ihre letzte Zigarette schon eine Weile zurückliegt, ähnelt es vielleicht eher dem flauen Gefühl in der Magengegend, das man hat, wenn man feststellt, daß die Autoschlüssel im abgeschlossenen Wagen liegen.

Außerdem verspürt jeder das Verlangen zu rauchen in anderer Form und in einem anderen Körperteil. Vielleicht spüren Sie es in der Brust oder im Hals, wenn Sie sich daran erinnern, wie der Rauch in Ihre Lungen eindrang. Oder Sie spüren es im Magen und glauben, es sei Hunger. Oder Sie haben Lust darauf, etwas in den Mund zu nehmen. Einige Menschen zum Beispiel sondern mehr Speichel als sonst ab, wenn sie rauchen möchten.

Darüber hinaus kann die Form Ihres Verlangens von Tag zu Tag wechseln. Ganz allgemein gesagt verliert es mit der Zeit den Charakter des Körperlichen und wird mehr und mehr zum Gedanken. Wenn Sie diese unangenehmen Gedanken und Gefühle zulassen, werden Sie in der Lage sein, das Rauchen aufzugeben und Nichtraucher zu bleiben. Tun Sie das nicht, werden Sie es nicht schaffen: So einfach ist das!

Und es wird alles sehr viel einfacher machen, wenn Ihnen klar ist, daß Sie sich für diese unangenehmen Gefühle bewußt *entscheiden*, weil das, zumindest soweit es Sie betrifft, sehr viel angenehmer ist, als ein Leben lang zu rauchen. Daß Sie sich dessen bewußt sind, ist sowohl in der Entzugsphase als auch noch Monate später von Bedeutung.

In anderen Worten

IRENE: *Ich hatte vorher versucht, das Rauchen aufzugeben, indem ich über einen bestimmten Zeitraum meinen Zigarettenkonsum kontinuierlich verminderte. Nun ist mir klar, daß ich damit versucht habe, meinen Wunsch zu rauchen loszuwerden – und weshalb ich damit so gar keinen Erfolg hatte! Anfangs dachte ich, auch diese Technik würde mir helfen, vom Verlangen loszukommen, und daß ich die Grundtechnik nicht richtig anwende, weil ich immer noch den Wunsch verspürte zu rauchen. Ich gehöre zu den Menschen, die eine ungeheuer niedrige Frustrationsgrenze haben. Ich tue alles, um unangenehme Dinge zu vermeiden, und protestiere lauthals, wenn mir das nicht gelingt. Was die Grundtechnik jedoch verlangt, ist gerade, daß man das Unangenehme akzeptiert. Auf diese Idee war ich vorher nie gekommen. Für mich war das ein enormer Unterschied: Ich nahm mein Verlangen zur Kenntnis, statt es – in dem Glauben, daß ich mir nun sofort eine anzünden würde – erschrocken zu verbannen. Mit anderen Worten: Ich hatte plötzlich die Wahl.*

Mir persönlich half am meisten, daß ich meinen Wunsch zu

rauchen, diese nörgelnde Stimme, die immer wieder nach einer Zigarette verlangte, wie ein kleines Kind behandelte, das Aufmerksamkeit braucht. Das Kind wollte nicht ignoriert werden. Es brauchte Sympathie, Liebe und Zuwendung.

Wie Sie mit dem Aufhören anfangen

»Denke an mich als an jemanden, der selbst nach
vier Monaten noch beunruhigt war, sich krümm-
te, von pochenden und klopfenden Schmerzen
geplagt wurde und nervlich zerrüttet war, der
sich in der Situation eines Gefolterten befand ...«

Thomas De Quincey, Bekenntnisse eines
englischen Opiumessers

Der Entzug ist Ihr Weg vom Raucherdasein zum Leben als Ex-
Raucher. Gewöhnlich ist dies die schwierigste Phase des Aufhörens, und deshalb wollen Sie vermutlich wissen, wie lange sie
dauern wird. Wahrscheinlich haben Sie bisher schon die verschiedensten Schätzungen zu hören bekommen, von zwei Tagen
bis zu vier Wochen, denn es gibt einfach keine Antwort, die auf
jeden Menschen paßt.

Zunächst einmal hängt das davon ab, wieviel und wie lange Sie
geraucht haben. Ganz allgemein gesagt wird jemand, der nur
fünf Jahre geraucht hat, weniger Entzugssymptome verspüren,
als jemand, der 50 Jahre Raucherleben hinter sich hat. Doch
auch hier gibt es individuelle Abweichungen.

Wie lange die Entzugsphase dauert, hängt aber auch davon ab,
wie Sie den Prozeß des Aufhörens geistig angehen. Symptome,
die auf die Veränderungen in Ihrem Körper zurückgehen, werden von Ihrem Denken aufgebläht und dadurch verlängert, so
daß das, was eigentlich ein vorübergehendes Problem ist, sich
zur dauernden Bedrohung für Ihre Fähigkeit, Nichtraucher zu
bleiben, entwickelt.

Die beweiskräftigsten Belege für diese Behauptung entstam-
men Studien über Raucher, die Entzugssymptome verspüren,
obwohl sie Nikotin im Blutkreislauf haben, weil sie Nikotin-
kaugummis nehmen.[9]

Dauer, Stärke und Bandbreite der Entzugssymptome hängen

wesentlich davon ab, wieviel Widerstand Sie der zum Aufhören erforderlichen Änderung Ihrer Denkgewohnheiten entgegensetzen. Wie lange also Ihre Entzugsphase dauert, liegt weitgehend bei Ihnen.

Werfen wir nun einmal einen Blick auf die möglichen körperlichen Entzugssymptome, die nicht unbedingt mit Ihrem Denken in Zusammenhang stehen.

Der körperliche Entzug

● *Schwindelgefühle, Benommenheit, Orientierungsprobleme*
Diese Symptome rühren hauptsächlich daher, daß Sie jetzt eine erhebliche Menge mehr Sauerstoff im Blut haben, als Sie gewöhnt sind. Tatsächlich heißt das, daß Ihre Durchblutung sich verbessert. Das Kohlenmonoxid im Zigarettenrauch beeinträchtigt nämlich die Fähigkeit Ihres Blutes, Sauerstoff zu binden. Dieser erhöhte Sauerstoffspiegel nach dem Aufhören macht sich vor allem in Ihrem Gehirn bemerkbar. Mitunter beeinträchtigt das auch Ihre Fähigkeit, klar zu denken oder sich zu konzentrieren. Dieser Effekt tritt bei jedem Ex-Raucher in unterschiedlicher Form auf, doch der Zustand der meisten Menschen verbessert sich schon nach ein oder zwei Tagen. Zu diesem Zeitpunkt hat Ihr Gehirn sich an die vermehrte Sauerstoffzufuhr gewöhnt, was zu einer wesentlich *erhöhten* geistigen Wachheit führt.

● *Kribbeln*
Wenn das Rauchen Ihre Durchblutung stark behindert hat, spüren Sie vielleicht in den ersten ein bis zwei Tagen nach dem Aufhören ein gewisses Kribbeln im Körper, vor allem in Armen und Beinen. Da das Nikotin Ihre Blutgefäße verengt, fließt Ihr Blut ungehinderter, sobald Sie mit dem Rauchen aufhören, und das kann sich anfangs ein bißchen seltsam anfühlen.

- *Verstopfung*

Für einige Ex-Raucher stellt dies ein ernsthaftes und lang andauerndes Problem dar. Wie viele Raucher wissen, stimuliert Nikotin die Darmbewegung, daher verlassen manche Raucher sich im Hinblick auf ihre Verdauung vollkommen auf das Rauchen. Dauert dieser Zustand länger, dann hängt die Peristaltik immer mehr von der Nikotinzufuhr ab, so daß Ex-Raucher manchmal unter Verstopfung leiden.

- *Anspannung und Schlafstörungen*

Eine andere der vielen körperlichen Nebenwirkungen des Nikotinentzugs beruht darauf, daß Koffein plötzlich eine viel stärkere Wirkung auf Sie hat und auch länger in Ihrem Körper verbleibt. Fühlen Sie sich angespannt, nachdem Sie das Rauchen aufgegeben haben, dann versuchen Sie doch einmal, Ihren Verbrauch an Koffein zu verringern, und achten Sie darauf, ob Ihnen das hilft. Haben Sie Schwierigkeiten mit dem Einschlafen, dann sollten Sie abends und am späten Nachmittag nur noch entkoffeinierte Getränke zu sich nehmen. Koffein ist in Kaffee, Tee und den meisten Colagetränken enthalten. Diese Getränke gibt es durchweg in koffeinreduzierter Form. Aber auch viele Schmerzmittel sowie einige der Medikamente gegen Probleme mit der Regel haben einen hohen Koffeingehalt.

- *Geringere Alkoholverträglichkeit*

Auch Alkohol wirkt nach dem Aufhören stärker, so daß Sie von weniger Alkohol schneller betrunken werden. Einige meiner Kursteilnehmer meinen, daß dies nur für die erste Zeit zutrifft, bei anderen scheint dieser Effekt anzuhalten.

- *Ständiges Nasenlaufen*

Ihre Nase läuft, weil Ihre Nebenhöhlen vermutlich zum ersten Mal, seit Sie angefangen haben zu rauchen, richtig arbeiten. Es kann auch vorkommen, daß Sie unschöne Dinge aus Ihrer Lunge aushusten. So unangenehm dies auch scheinen mag, so ist doch beides nur ein Anzeichen dafür, daß Ihre Gesundheit sich verbessert.

• *Schlechter Geschmack im Mund*

Manche Menschen berichten, daß sie einen schlechten Geschmack im Mund haben, wenn sie aufhören zu rauchen. Doch dieser Geschmack war schon da, als Sie noch geraucht haben: Wenn Sie aufhören, erwachen die Geschmacksknospen in Ihrem Mund wieder zu neuem Leben, und deshalb bemerken Sie es nun.

• *Entzündeter Hals*

Wenn Sie aufhören, fühlt Ihr Hals sich anfangs vielleicht ein wenig kratzig an. Rauchen verursacht nämlich ständig eine leichte Entzündung im Hals, doch da es gleichzeitig die gesamte Mund- und Rachengegend betäubt, spüren Sie das erst, wenn Sie aufhören.

Wenn eines dieser Symptome sehr lange anhält, hat es vielleicht eine andere Ursache. In diesem Fall sollten Sie Ihren Arzt aufsuchen.

Der geistige Entzug

Die grundlegenden und möglicherweise problematischsten Entzugssymptome erwachsen jedoch aus der Art und Weise, wie Sie geistig auf Ihren nicht befriedigten Wunsch zu rauchen reagieren.

Wenn Sie Ihren Entwöhnungsprozeß starten, wird Ihr Verlangen zu rauchen etwa zwei Tage lang unvermindert anhalten, vorausgesetzt Sie vermeiden oder unterdrücken dieses Gefühl nicht. Bei manchen Menschen kommt dieses Gefühl in Wellen, bei anderen ist es ununterbrochen vorhanden. Häufig ist es am zweiten Tag heftiger als am ersten.

Während dieser Zeit sind Sie vermutlich auch ziemlich desorientiert und fühlen sich – gelinde gesagt – recht eigenartig. Nach diesen zwei Tagen (auch dies wechselt von Person zu Person) werden Sie merken, daß das Verlangen nachzulassen beginnt.

Die Menschen, mit denen ich gearbeitet habe und die ihr Verlangen einfach erfahren, und nichts weiter, sind bereit, es als vorübergehendes Moment anzusehen. Für sie wird es nicht zum Problem. Es muß sich nämlich nicht wie die Hölle selbst anfühlen. Probleme entstehen erst, wenn sie sich, sobald sie ihren Wunsch zu rauchen verspüren, einreden, daß sie ihn nicht befriedigen *dürfen*.

Wenn Sie eines der im folgenden aufgezählten Symptome für Verlustgefühle an sich bemerken, so ist das ein Zeichen, daß Sie Ihre Denkgewohnheiten noch nicht verändert haben:

- *Ihr Verlangen zu rauchen wird nicht geringer!*

Sie fühlen ein heftiges und mitunter sogar stundenlang andauerndes Verlangen nach einer Zigarette, obwohl Sie schon vor gut einer Woche aufgehört haben zu rauchen. Und das nur deshalb, weil das, was Sie nicht haben »können«, das einzige ist, was Sie wirklich wollen.

- *Streß*

Gehen Sie die folgende Liste mit Symptomen durch:

Sie verlieren die Beherrschung, Ihren Humor, Ihre Konzentration und haben Probleme, Entscheidungen zu treffen; Sie fühlen sich wie in Watte gehüllt, sind müde, obwohl Sie ausreichend geschlafen haben; Sie leiden unter Schlaflosigkeit, Verdauungsstörungen, Depressionen, Kopfweh, Herzklopfen; Sie essen zuviel, haben Schmerzen in der Brust, Sodbrennen; Sie zittern, leiden unter Gliederreißen und haben Krämpfe in den Beinen.

Diese Liste habe ich aus einem Buch übernommen. Darin ging es allerdings nicht ums Rauchen, sondern um Streß im allgemeinen. Die Liste ist auch keineswegs vollständig. Streß zeigt sich bei jedem Menschen anders – je nachdem, wo Ihre Achillesferse ist.

Das Wichtigste, was es über Streß zu wissen gibt, ist aber, daß die Symptome normalerweise psychosomatischer Natur sind: körperliche Probleme mit seelischen Ursachen. Genauere Untersuchungen zu diesem Thema deuten darauf hin, daß *mangelnde Entscheidungsfreiheit* die Hauptursache für Streß ist. Wenn Sie also das Verlangen zu rauchen verspüren und sich gleichzeitig sagen, daß Sie ihm nicht nachgeben *dürfen*, schaffen Sie sich damit garantiert ein paar Streßsymptome wie zum Beispiel:

- *Gereiztheit*
Worunter sich in Wirklichkeit wohl unterdrückte Wut verbirgt.

- *Angst*
Wie ein wildes Tier im Käfig werden Sie unruhig, ängstlich und verfallen vielleicht sogar in Panik. Panikanfälle äußern sich so: Herzklopfen, Atemnot, Schwindelgefühl, Hitze- und Kältewellen, Schweißausbrüche und Zittern.

- *Anspannung*
Gegen das Verlangen anzukämpfen kann zu Symptomen wie Nacken- und Schulterschmerzen, Magendrücken und Übelkeit führen, weil Sie sich nicht mehr richtig entspannen können.

- *Depressionen*
Auch das ist eine Form unterdrückten Ärgers. Hier sind einige der Symptome: Energieverlust, Apathie, zu frühes Erwachen am Morgen und die Unfähigkeit, sich zu konzentrieren oder Entscheidungen zu treffen.

Freiheit ist ein Grundbedürfnis aller Menschen. Es ist Ihnen wichtiger als alles andere auf der Welt, mit Sicherheit wichtiger als das Aufhören. Wenn Sie sich, nachdem Sie das Rauchen aufgegeben haben, nicht wirklich frei fühlen zu rauchen, wann immer Sie wollen, dann werden Sie so lange das Gefühl haben, es fehle Ihnen etwas, bis Sie diese Freiheit wiederhergestellt haben.

Es ist unabdingbar, daß Sie herausfinden, weshalb Sie glauben, nicht rauchen zu *dürfen*. Einige dieser Glaubenssätze, die so häufig hinter dem Gefühl des Verzichten-Müssens stehen, werden im Kapitel ›Ihre Freiheit zu rauchen‹ vorgestellt. Vielleicht trifft ja der eine oder andere auf Sie zu. Möglicherweise haben Sie aber auch ganz persönliche Gründe, die in Ihnen die Überzeugung hervorrufen, daß Sie in bezug auf das Rauchen keine Wahl hätten. Wenn Sie besondere Schwierigkeiten mit diesem Thema haben, dann finden Sie im folgenden eine Übung, die Ihnen helfen wird, die Gedankengänge zu identifizieren, die diese falsche Überzeugung in Ihnen nähren.

Schritt 1: Nehmen Sie ein Blatt Papier zur Hand, und wenn Sie immer noch rauchen, schreiben Sie: »Ich muß aufhören zu rauchen, denn … « Vervollständigen Sie nun diesen Satz mit all jenen Dingen, die Ihnen einfallen. Beispielsweise: » …, wenn ich es nicht tue, sterbe ich.« Oder. » …, sonst verabscheue ich mich.«

Wenn Sie das Rauchen bereits aufgegeben haben und unter Verlustgefühlen leiden, dann schreiben Sie: »Ich kann nicht wieder anfangen zu rauchen, denn … « Nun beenden Sie diesen Satz mit allem, was Ihnen so durch den Kopf geht. Zum Beispiel: » …, wenn ich das tue, habe ich versagt.« Oder: » …, wenn ich das tue, kann ich vielleicht nie wieder aufhören.«

Lassen Sie zwischen den Sätzen immer eine Zeile frei. Und seien Sie erfinderisch. Suchen Sie so viele mögliche Ergänzungen wie irgend möglich, auch wenn sie sehr gewagt oder gar absurd klingen.

Schritt 2: Dies ist der eigentlich wichtige Teil der Übung, da er Sie von Ihren falschen Überzeugungen befreit. Gehen Sie Ihre Sätze durch, lassen Sie sich jeden einzelnen durch den Kopf gehen und denken Sie daran, daß *Sie trotz alledem immer noch die Freiheit haben zu rauchen.* All die Gründe, die Sie aufgeführt haben, sind Folgen, die Sie – möglicherweise – tragen müssen, wenn Sie sich für das Rauchen entscheiden. Das bedeutet aber nicht, daß diese Möglichkeit Ihnen nicht offensteht. Und jetzt schreiben Sie dies in die vorher freigelassenen Zeilen.

Zum Beispiel: »Wenn ich das Rauchen nicht aufgebe, wird es mich vielleicht umbringen, aber ich könnte trotzdem rauchen.« Oder: »Wenn ich wieder zu rauchen anfange, schlägt mein Versuch, es aufzugeben, fehl. Trotzdem habe ich die Freiheit, genau das zu tun.« Der Akt des Niederschreibens wird diese neue Art zu denken ungeheuer verstärken.

Rauchen ist keine gute Wahl. Es ist vielmehr eine absolut katastrophale Alternative, von der Sie wohl verzweifelt hoffen, daß Sie sich nicht mehr dafür entscheiden werden. Aber das heißt auf keinen Fall, daß Ihnen diese Wahlmöglichkeit nicht immer zur Verfügung steht.

Konzentrieren Sie sich darauf, daß Sie sich *nur für diesen Augenblick* entscheiden. Bedenken Sie dabei, daß ein Großteil Ihres Widerstandes gegen den Kontakt mit Ihrem Verlangen einfach daher rührt, daß Sie fürchten, Sie würden sofort wieder anfangen, wenn Sie *könnten.* (Lesen Sie Kapitel ›Entscheiden Sie sich jetzt‹ noch einmal durch. Dort wird erklärt, warum es so wichtig ist, sich *nur* für den Augenblick zu entscheiden.) Das ist gerade während der Entzugsphase von entscheidender Bedeutung. Je häufiger Sie Ihre Entscheidung nur für den gegenwärtigen Moment treffen, um so weniger empfinden Sie das Gefühl des Verzichten-Müssens, weil Sie dadurch den Horizont Ihrer Möglichkeiten weit offen lassen.

Der Schlüssel dazu lautet: Sie sind absolut frei zu rauchen. *Sie müssen diese Tatsache nicht beweisen, indem Sie sich eine Zigarette anzünden.*

Der Entzug ist der erste und wesentliche Schritt, wenn Sie das Rauchen aufgeben wollen. Für viele Raucher stellt das eine ziemliche Herausforderung dar. Daher ist es recht nützlich, wenn Ihre Erwartungen in dieser Hinsicht realistisch sind. Wenn Sie denken, daß der Entzug einfach und mühelos sein wird oder zumindest sein sollte, dann werden Sie vermutlich eine Überraschung erleben. Sind Sie hingegen auf Schwierigkeiten eingestellt und bereiten sich darauf vor, allen Täuschungen, die Ihre Sucht so hervorbringt, entsprechend zu begegnen, dann werden Sie aus der Entzugsphase erfolgreich hervorgehen und das Aufhören wird Ihnen immer leichter und leichter fallen.

Es soll Ihnen als Ermutigung dienen, daß der Entzug eine vorübergehende, einmalige Phase ist, wenn Sie richtig damit umgehen. Sobald die notwendigen Veränderungen, sowohl auf körperlicher wie auf geistiger Ebene, vollzogen sind, haben Sie es hinter sich. Etwas Vergleichbares werden Sie nie wieder durchstehen müssen.

In anderen Worten

BRIAN: *Ich erinnere mich noch an meine erste Zigarette. Ich rauchte sie in den Wäldern des örtlichen Golfplatzes, zusammen mit drei oder vier anderen 15jährigen. Vom ersten Zug wurde mir schlecht und schwindlig. Aber wie ein Idiot blieb ich dabei und kam bald nicht mehr davon los: Ich legte mir eine 25-pro-Tag-Gewohnheit zu, die mich in den folgenden 23 Jahren Tausende von Pfund kostete, deretwegen ich abscheulich roch und die meinen Atem pfeifen ließ wie eine der Dudelsackgruppen der Royal Navy.*

Ich hatte nur einmal versucht, aufzuhören, nämlich am nationalen Anti-Raucher-Tag. Bereits um 11 Uhr vormittags war ich ein Wrack. Zehn Minuten später rauchte ich wieder. Und tischte allen die üblichen Ausreden eines Rauchers auf: Es liegt an meiner Arbeit ... Ich rauche ja gar nicht so viel ... Ich brauche nur etwas, um meine Hände zu beschäftigen ... Ich könnte nichts trinken oder essen, ohne hinterher eine Zigarette zu rauchen.

Am Anfang stand ich dem Full-Stop-Programm mißtrauisch gegenüber. Ich dachte, daß es nur ein Trick sei, ein simples Spiel mit dem Verstand. Aber langsam und zögernd begann auch ich, mich auf die Entscheidung einzulassen, die jede Zigarette mit sich bringt, und den automatischen Griff zu meiner Schachtel Rothmans zum Verschwinden zu bringen. Wollte ich wirklich weiterhin rauchen? Wäre es mir nicht angenehmer, das Pfeifen und Husten endlich los zu werden? Ich fing an, mich mit meiner Gewohnheit immer nur für diesen einen Augenblick auseinanderzusetzen. Und plötzlich wurde das Thema, das ich immer nur auf emotionaler Basis gesehen hatte, von Logik bestimmt. Langsam hatte ich das Gefühl, die Kontrolle über mein Leben zurückzugewinnen. Die ersten Wochen waren hart, aber nachdem ich eingesehen hatte, daß die unangenehmen Empfindungen ein entscheidender und positiver Teil meines Entwöhnungsprozesses waren, wurde alles anders.

Nun, dreieinhalb Jahre später, taucht die Frage, ob ich rauchen will oder nicht, lange nicht mehr so häufig auf. Und es ist auch sehr viel einfacher geworden, mit ihr umzugehen. Ich bilde mir darauf nichts ein – aber es freut mich. Ich habe mein Leben in der Hand und ich rauche nicht – wenigstens nicht für diesen Moment.

Übernehmen Sie die Kontrolle

>»Lebende Strukturen können nur sein, indem
>sie werden, können nur existieren, indem sie sich
>verändern. Wachstum und Veränderung sind in-
>härente Eigenschaften des Lebensprozesses.«
>
>*Erich Fromm, Haben oder Sein*

Als Raucher, der sein Laster aufgeben möchte, leben Sie in einem Konflikt mit sich selbst. Einerseits haben Sie das suchtgesteuerte Verlangen zu rauchen. Andererseits würden Sie gerne
aufhören, ihm weiterhin Nahrung zu geben. Ob Sie letztlich das
Rauchen erfolgreich und dauerhaft aufgeben können, hängt davon ab, wie Sie diesen Konflikt lösen.

Sobald die Entzugssymptome einsetzen, wird dieser Konflikt
vermutlich stärker, was einige Stunden andauern kann. Sie stellen Ihre Entscheidung immer und immer wieder in Frage, überlegen, ob Sie denn wirklich aufhören wollen oder ob jetzt
tatsächlich der richtige Zeitpunkt dafür ist. Sie bringen Stunden
damit zu, sich eine gute Entschuldigung auszudenken, weshalb
Sie unbedingt noch ein klein bißchen länger Raucher bleiben
oder sich jetzt auf jeden Fall noch eine letzte Zigarette anstecken
müssen.

Lassen Sie sich davon nicht aus dem Konzept bringen: Das ist
einfach nur der ganz normale Ablauf des Entwöhnungsprozesses. Sie können diesem Konflikt nur begegnen, wenn Sie ihn zulassen und dann lösen, ihm also auf gar keinen Fall aus dem Weg
gehen.

Die Frage, die Sie sich eigentlich stellen müssen, ist: Bin ich
bereit, mein Verlangen zu rauchen zu akzeptieren, damit ich das
Rauchen erfolgreich aufgeben und Nichtraucher bleiben kann?

Einige Menschen vermeiden diesen Konflikt, indem sie ihren Wunsch zu rauchen unterdrücken. In der Folge fühlen sie sich häufig ziemlich sicher, ihr Suchtverlangen besiegt zu haben. Eine der weniger hilfreichen Tatsachen in bezug auf Verdrängung ist jedoch, daß sie im Augenblick, in dem sie eingesetzt wird, auch zu funktionieren scheint und daher selten als Problem wahrgenommen wird.

Wenn Sie früher jemals versucht haben, das Rauchen aufzugeben, haben Sie, bevor Sie rückfällig geworden sind, das Verlangen nach einer Zigarette verspürt, auch wenn Sie sich dessen zu diesem Zeitpunkt vielleicht nur dunkel bewußt waren.

James, der einen meiner letzten Kurse besucht hat, liefert uns dafür ein dramatisches Beispiel. Er erzählte mir, wie sein letzter Versuch vor etwa drei Jahren verlaufen war. Er entschloß sich aufzuhören, als er sein Haus renovieren mußte. Anders gesagt, er versuchte, den Problemen im Entwöhnungsprozeß dadurch zu begegnen, daß er sich mit Streichen und Tapezieren auf Trab hielt. Er wollte sie also so weit als möglich *vermeiden*.

Er warf seine Zigaretten fort und entfernte alles, was ihn an sein Leben als Raucher hätte erinnern können. Der Plan schien aufzugehen. Er schaffte es, sein Verlangen zu rauchen vollkommen zu verdrängen. Er rauchte schon über einen Monat nicht mehr und verschwendete keinen Gedanken an eine Zigarette, bis etwas geschah, das ihn kalt erwischte.

Er erzählte, daß er sich im Bahnhof befand, von wo aus er jeden Tag zur Arbeit fuhr. Er ging zum Kiosk, wo er früher seine Zigaretten zu kaufen pflegte. Dort verlangte er ein Päckchen Kaugummi, doch der Mann, der ihn bediente, erkannte ihn und schob ihm sein übliches Päckchen Zigaretten hinüber.

James nahm sie, bezahlte sie, öffnete das Paket, nahm eine Zigarette heraus, zündete sie an und hatte sie schon halb geraucht, bevor er auch nur merkte, was er tat. Er war sich einfach des Verlangens zu rauchen, das schließlich seine Handlungen lenkte, nicht bewußt. Als ihm klar wurde, daß er rauchte, war er verzweifelt, doch der Schaden war bereits angerichtet: Er rauchte wieder und innerhalb kürzester Zeit war sein Konsum wieder auf sein früheres Maß angestiegen.

Haben Sie das Rauchen aufgegeben, indem Sie Ihren Wunsch zu rauchen verdrängten, dann haben Sie keinerlei Möglichkeit, Ihre automatischen Reaktionen zu bremsen, wenn das Verlangen einmal einen Weg findet, die Barrieren zu durchbrechen.

Hätte James diesen Monat damit zugebracht, sich mit seinem Verlangen ganz bewußt auseinanderzusetzen, dann hätte er, nachdem man ihm am Bahnhof fälschlicherweise Zigaretten gegeben hatte, seinen Wunsch zu rauchen zur Kenntnis genommen und unsere Grundtechnik angewandt.

Wie Sie das Verlangen hervorrufen können

Wenn Sie irgendwann in der Vergangenheit einmal versucht haben, das Rauchen mittels Verdrängung aufzugeben, dann probieren Sie es vielleicht immer wieder auf diese Weise.

Die beste Art, wie Sie sich selbst testen können, ist jedoch, Ihr Verlangen immer wieder selbst hervorzurufen, damit Sie üben können, Ihren Wunsch zu akzeptieren und mit ihm umzugehen. *Auf den ersten Blick sieht das vielleicht so aus, als würden Sie die Dinge für sich nur schwieriger machen, doch tatsächlich stellen Sie sich damit nur den Problemen, die Sie ohnehin haben.*

Den Wunsch zu rauchen hervorzurufen ist eine bewußte geistige Übung. Es bedeutet, daß Sie absichtlich Ihren Gedankenfluß bezüglich der anderen Dinge in Ihrem Leben unterbrechen und sich, mit der Zigarettenschachtel vor sich, auf das Gefühl in Ihrem Innersten konzentrieren, daß Sie jetzt eine Zigarette rauchen wollen.

Sie unterdrücken Ihren Wunsch zu rauchen nämlich vor allem aus einem Grund: Er macht Sie wütend, und Sie haben Angst vor ihm. Wenn Sie ihn dagegen absichtlich hervorrufen, durchbrechen Sie diese Barriere aus Furcht und Wut und verwandeln ihn in etwas, über das Sie die Kontrolle haben.

Wenn es Ihnen nicht gerade leicht fällt, das Verlangen hervorzurufen, dann müssen Sie eben erfinderisch sein. Sehr hilfreich ist es, anderen Rauchern dabei zuzusehen, wie sie sich eine Zigarette anzünden. Oder Sie riechen an Ihren Zigaretten. Wenn Sie gewöhnt waren, sie selbst zu drehen, dann tun Sie das doch und Sie werden den Wunsch verspüren. Einige Menschen reagieren am besten auf die Vorstellung, daß sie jetzt eine rauchen. Wenn Sie ganz damit beschäftigt sind, Ihr Verlangen zu verdrängen, kann es schon ausreichen, eine Schachtel Ihrer Lieblingsmarke zu kaufen und die Zellophanhülle aufzureißen.

Manchmal flirten Ex-Raucher regelrecht mit der Zigarette. Sie loten ihre Grenzen aus und gehen dabei sogar so weit, daß sie eine Zigarette in den Mund nehmen und ein Streichholz anzünden. Dies ist natürlich ein ziemlich gefährliches Spiel. Und obendrein macht es deutlich, daß Sie das Gefühl haben, das Rauchen sei Ihnen verboten worden. So weit brauchen Sie bei unserer Übung gar nicht zu gehen: Betrachten Sie nur die Zigaretten in ihrem Päckchen. Das sollte genügen, um Sie in Kontakt mit Ihrer Wahlfreiheit und Ihrem Wunsch zu rauchen zu bringen.

Sie stellen dabei eine Verbindung zum »Gedächtnis« Ihrer Sucht her: zu dem Teil Ihres Gedächtnisses, der denkt, daß eine Zigarette jetzt etwas Wunderbares wäre. Auch negative Gedanken im Hinblick auf das Rauchen gehören zu diesem »Suchtgedächtnis«, doch Sie sollten sie nicht dazu nutzen, Ihr Verlangen gleichsam zu »löschen«, denn Sie wollen ja daran arbeiten, Ihren Wunsch akzeptieren zu lernen und ihn nicht zu verleugnen.

Einige Menschen verdrängen ihr Verlangen nach einer Zigarette schon vom ersten Augenblick des Aufhörens an. Wenn Sie zu dieser Gruppe gehören, werden Sie häufige Pausen einlegen müssen, vielleicht sogar drei bis vier pro Stunde, um Ihr Verlangen soweit zu stimulieren, daß Sie es wirklich empfinden. Vielleicht müssen Sie eine Weile daran arbeiten, doch am Ende werden Sie ein heftiges Verlangen verspüren: ein unangenehmes Gefühl, von dem Sie genau wissen, daß eine Zigarette es sofort beenden würde.

Für andere wiederum wird Verdrängung erst nach ein paar Tagen oder Wochen zum Problem. Bei ihnen ist der Wunsch zu rauchen anfangs so intensiv, daß es ihnen unmöglich wird, ihn zu unterdrücken. Doch sobald seine Intensität nachläßt, wird es immer einfacher, ihn ganz und gar zu unterdrücken.

Nachdem Sie die ersten paar Wochen als Nichtraucher hinter sich haben, brauchen Sie Ihr Verlangen nach einer Zigarette nur noch ein paarmal pro Tag zu stimulieren. Doch sollten Sie auch das regelmäßig tun, *denn nur wenn Sie in Kontakt mit Ihrem Verlangen bleiben, können Sie es auch tatsächlich kontrollieren.*

Nehmen Sie Situationen, in denen Sie früher normalerweise geraucht haben, zum Beispiel nach einer Mahlzeit, zum Anlaß, sich im Umgang mit Ihrem Wunsch nach einer Zigarette zu üben. Statt sofort vom Tisch aufzuspringen und den Abwasch zu machen, sollten Sie eine Weile sitzen bleiben, so wie Sie es früher getan haben, und sich Ihrem Verlangen widmen.

Später erstreckt Ihr Wunsch zu rauchen sich vielleicht höchstens noch auf eine Dauer von ein paar Sekunden, doch auch dann ist die bewußte Anstrengung, ihn klar zur Kenntnis zu nehmen, möglicherweise der Punkt, an dem sich auf Dauer Erfolg und Mißerfolg scheiden.

Dieses Verlangen absichtlich hervorzurufen ist besonders wichtig, wenn Sie zu den Menschen gehören, die sehr beschäftigt sind. Solche Menschen bringen es fertig, tage- oder wochenlang nicht zu rauchen, da sie ihren Wunsch zu rauchen aufgrund ihrer Geschäftigkeit kaum bemerken. Doch der Wunsch verschwindet nicht, nur weil Sie nicht die Zeit haben, richtig damit umzugehen. Er kommt wieder und wieder, wie ein quengelndes Kind, das Ihre Aufmerksamkeit fordert. Oder er macht sich plötzlich und unerwartet, fast explosionsartig bemerkbar, vielleicht in Krisenzeiten, und Sie fangen auf einmal wieder an zu rauchen, weil Ihr Bewußtsein nicht darin geübt ist, mit dem Verlangen umzugehen.

Wenn Sie dagegen innehalten, um dieses Verlangen bewußt hervorzurufen, was schließlich nur einen Augenblick dauert, dann schenken Sie ihm die nötige Aufmerksamkeit. Dadurch wird es einfacher, damit zu leben, und – was am allerwichtigsten ist – Sie können es kontrollieren.

Die Vorteile dieser Methode

Die unglaubliche Effektivität dieses Vorgehens ist schwer zu beschreiben. Auf den ersten Blick wirkt die Idee, den Wunsch zu rauchen zu stimulieren, ja eher pervers und masochistisch: Warum sich selbst mit der Versuchung quälen, wenn Sie doch erreichen wollen, daß Sie nie mehr rauchen?

Der Grund liegt in unserem Gedächtnis. Daß Zigaretten und damit unser Verlangen sozusagen »außer Sicht« sind, bedeutet nämlich noch nicht, daß Sie uns auch »aus dem Sinn« kommen, da wir beides ja gespeichert haben. Indem Sie das Verlangen bewußt hervorrufen, lernen Sie, diesen Teil Ihres Gedächtnisses zu akzeptieren, sobald er aktiviert wird. Wenn Sie diese Technik erproben, werden Sie bald merken, wie gut sie funktioniert.

Am Anfang des Entwöhnungsprozesses werden Sie Ihr Verlangen mindestens so häufig spüren, wie Sie normalerweise geraucht hätten, und vor allem in entsprechenden Situationen. In einer Situation, in der Sie sowieso nicht geraucht hätten, sollten Sie diese Übung auch nicht machen. Stellen Sie nur sicher, daß Sie sich Ihrem Verlangen zuwenden, sobald diese Situation vorüber ist, wenn das der Zeitpunkt ist, zu dem Sie normalerweise geraucht hätten.

Anfangs ist es um so besser, je häufiger Sie Ihren Wunsch zu rauchen verspüren. Ihn hervorzurufen ist eine sehr wirkungsvolle und effektive Technik. Daher wird Sie Ihnen jedesmal helfen, wenn Sie sie anwenden – ob Sie nun das Gefühl haben, daß Sie verdrängen, oder nicht.

In meiner jahrelangen Arbeit mit Hunderten von Rauchern

konnte ich feststellen, daß die Menschen, die diese Technik einsetzten, eine sehr gute Chance haben, auf Dauer nicht mehr rückfällig zu werden.

Mit der Zeit wird es nicht mehr nötig sein, Ihr Verlangen oft zu stimulieren, doch falls Sie es trotzdem von Zeit zu Zeit tun, sind Ihre Chancen, Nichtraucher zu bleiben, ganz ausgezeichnet.

Warum das Verlangen zu rauchen willkommen heißen?

Wenn Sie das Verlangen nach einer Zigarette willkommen heißen, dann leisten Sie ihm keinen Widerstand. Sie laden es ein, unterhalten es und öffnen sich diesem unangenehmen Gefühl ganz und gar. *Sie machen es zum Freund, statt es zum Feind zu haben.*

Jedes Verlangen vergeht mit der Zeit: Sie werden nicht ständig mit dem Wunsch zu rauchen zu kämpfen haben. Doch der entscheidende Schritt dabei ist, daß Sie es akzeptieren, wenn es da ist. Dafür gibt es ein paar gute Gründe, die Sie verstehen sollten, wenn Sie lernen wollen, für etwas offen zu sein, was Ihnen eigentlich zutiefst unangenehm ist.

Ihre natürliche Reaktion gebietet Ihnen nämlich, unangenehme Gefühle zu vermeiden: Das ist nur allzu menschlich. Wenn es Ihnen zu heiß ist, öffnen Sie das Fenster. Wenn Sie einen Stein im Schuh haben, holen Sie ihn heraus. In jedem Fall versuchen Sie, einen Zustand der Behaglichkeit aufrechtzuerhalten. Dies ist prinzipiell ein positiv zu wertender Mechanismus der Selbstkorrektur, der Ihnen erlaubt, Ihr Wohlbehagen soweit als möglich zu bewahren.

Bei einer Sucht jedoch schlägt der Sinn dieses natürlichen Instinkts ins Gegenteil um. Denn wenn Sie sich von einer Sucht lösen wollen, sind unangenehme Gefühle etwas, das Sie wirklich brauchen.

Diese Gefühle zuzulassen ist Teil Ihres Heilungsprozesses, Ihrer Überwindung der Sucht. Alles, was Sie unternehmen, um diese Gefühle loszuwerden, ist genauso schlimm, als würden Sie wieder rauchen. Sie müssen also bewußt eingreifen, Ihre natürlichen Instinkte durchbrechen und sich ins Gedächtnis rufen, daß in diesem speziellen Fall unangenehme Gefühle gut für Sie sind. Denn während Sie sie empfinden, rauchen Sie nicht. Das direkte Resultat des Unwohlseins ist eine erhebliche Verbesserung Ihrer Lebensqualität. Ganz wörtlich genommen könnte es sogar Ihr Leben retten.

Aber natürlich wird Ihr Geist diese Beschwerden nicht automatisch willkommen heißen. Sie müssen Ihr Denken bewußt trainieren, um den Wert dieser Gefühle wahrzunehmen.

Hier sind ein paar Dinge, die Sie sich vor Augen führen sollten, wenn Sie Ihren Wunsch zu rauchen willkommen heißen:

- Sie sagen in klaren Worten, daß Sie lieber unter diesen Beschwerden leiden als rückfällig werden wollen.
- Sie überwinden Ihre Angst vor dem Rückfall. Wenn Sie Ihr Verlangen annehmen, wird nichts Sie zum Rauchen verleiten können. Auf diese Art und Weise erlangen Sie schnell mehr Zutrauen zu sich selbst, so daß Sie alle Situationen, ja sogar extremen Streß meistern.
- Sie betrachten das Rauchen von einem objektiven Standpunkt aus und durchschauen deshalb die Illusion, derzufolge es Ihnen hilft, mit »den Dingen besser fertigzuwerden«. Sie haben gelernt, daß auch diese Selbsttäuschung nur einen weiteren Wunsch zu rauchen darstellt. Und die Zigarette befriedigt ihn – nichts sonst.
- Diese Technik baut alle Spannungen ab (körperliche Schmerzen ebenso wie Nervosität), die Sie sonst vielleicht aufgebaut hätten, weil Sie gegen Ihr Unwohlsein angekämpft hätten. Es ist so, als würden Sie auf eine steife Brise zusegeln und dann die Richtung wechseln, so daß Sie den Wind im Rücken haben. Wenn Sie Ihre unangenehmen Gefühle willkommen heißen, segeln Sie mit dem Wind.

Wenn ich »willkommen« sage, dann heißt das nicht, daß Sie Ihre Beschwerden genießen müssen. Hin und wieder erzählen mir zwar einige Kursteilnehmer, daß sie ihr Verlangen zu rauchen genießen, doch die meisten tun das nicht. Es ist im wesentlichen ein unangenehmes Gefühl; es willkommen zu heißen bedeutet, daß Sie seinen Wert erkennen. *Es willkommen heißen meint auch, daß Sie es bedingungslos akzeptieren, was Ihnen die absolute Kontrolle darüber verleiht.*

Sie können Ihr Unwohlsein als Gegenleistung oder Tauschmittel sehen. Indem Sie sich bereit erklären, diese vorübergehenden Beschwerden hinzunehmen, kommen Sie in den Genuß der Vorteile, die das Nichtrauchen Ihnen bietet. Sie akzeptieren Ihr Verlangen und daraus folgt unmittelbar, daß Sie über mehr Energie und mehr Selbstbewußtsein verfügen, daß Sie sich jünger und sauberer fühlen, eine Menge Geld sparen und nicht mehr länger mit der Angst und den Schuldgefühlen leben müssen, die das Rauchen unvermeidlich hervorruft.

Ich habe mit ein paar Menschen gearbeitet, die sich weigern, diese Technik anzuwenden. Sie hören zwar auf zu rauchen, bleiben dann jedoch auf dem Standpunkt stehen, daß Sie sich sowieso auf der Verliererseite befänden, gleichgültig, was sie tun. Entweder sie fangen wieder an zu rauchen, was sie nicht wollen. Oder sie verspüren von Zeit zu Zeit dieses unangenehme Verlangen nach einer Zigarette, was sie jedoch ebenfalls nicht wollen. Diese Menschen machen eine Zeit lang so weiter, sie bekämpfen ständig wütend ihr Verlangen, auch wenn es sich auf ein paar Augenblicke des Unwohlseins jeden Tag reduziert hat. Über kurz oder lang rauchen sie wieder, haben einen weiteren Mißerfolg hinter sich und sogar noch mehr Widerstand in sich als vorher.

Der Unterschied zwischen Erfolg und Mißerfolg beim Aufhören ist nicht körperlicher Natur. Er hängt einzig und allein von Ihrer Bereitschaft ab, sich auf dieses vorübergehende Unwohlsein einzulassen, um damit die Vorteile des Nichtrauchens für sich zu gewinnen.

Wenn Sie sich entscheiden zu rauchen, dann kehren Sie – natürlich – zu Ihrem Leben als Raucher zurück und befriedigen Ihr Suchtverlangen mit einer Zigarette nach der anderen. Sie verstärken damit Ihre Sucht und laufen Gefahr, nie wieder aufhören zu können. Führen Sie sich hingegen mit der Grundtechnik jedesmal, wenn Sie den Wunsch zu rauchen verspüren, Ihre Möglichkeiten vor Augen, dann wird Ihnen die Alternative, nämlich ein paar Minuten des Unwohlseins hinzunehmen, gleich viel attraktiver erscheinen, und die Wahrscheinlichkeit, daß Sie sich dafür entscheiden, wächst.

Dies hilft Ihnen, Ihre Beschwerden unter dem richtigen Blickwinkel zu sehen. Es handelt sich dabei nicht um Quälerei. Es ist einfach eine vorübergehende Unpäßlichkeit. Anfangs eher heftig, doch sie klingt schnell ab. So werden Sie zu Anfang vielleicht gerade noch fähig sein, dieses unangenehme Verlangen zur Kenntnis zu nehmen, doch wenn es nach den ersten paar Tagen schwächer wird, können Sie daran arbeiten, es willkommen zu heißen, so daß Sie jeden Konflikt und jeden Widerstand überwinden können, den es in Ihnen möglicherweise hervorruft.

Sobald Sie sicher sein können, daß Sie lieber dieses Verlangen spüren als Ihr Leben rauchend verbringen wollen, haben Sie die besten Chancen, auch langfristig erfolgreich zu sein.

Ich habe festgestellt, daß die meisten Menschen kaum je verstehen, was es mit dem Willkommen-Heißen des Verlangens auf sich hat. Einige begreifen es nie! Diejenigen jedoch, die diese Technik anwenden, sind auf Dauer am erfolgreichsten, und zwar ganz einfach deshalb, weil das Verlangen zu rauchen nie ganz verschwindet.

BARBARA: *Als ich zu rauchen anfing, war ich gerade mal 16 Jahre alt. Doch erst mit 19 entwickelte ich mich zum richtigen Raucher mit einem Zigarettenkonsum von gut und gern zwanzig Stück pro Tag. Die nächsten zwanzig Jahre rauchte ich bis zu 30 Zigaretten täglich und hörte auch während meiner Schwangerschaften nicht auf. Ich versuchte aufzuhören, aber leider vergeblich. Um ganz ehrlich zu sein: Ich konnte mir nie vorstellen, daß ich es jemals schaffen würde aufzuhören, aber nun sind vier Jahre vergangen, und ich fühle mich so viel besser. Meine Haut hat auch dieses gelbliche Aussehen verloren!*

Das Wichtigste, was ich aus dem Full-Stop-Kurs mitgenommen habe, war dieser Trick, während der ersten Tage des Aufhörens immer ein Päckchen Zigaretten in der Hand zu halten. Ich erinnere mich, daß ich mit einer Hand bügelte, während die andere sich an mein geliebtes Päckchen klammerte. Ich wende die einzelnen Übungen sogar jetzt noch in Gedanken an, um mein Verlangen nach einer Zigarette zu überwinden.

Das Beste an meinem Dasein als Nichtraucherin ist, daß ich mich besser fühle. Ich leide nicht mehr unter Spannungen in Nacken und Schultern, und das Gefühl, von etwas völlig Unnatürlichem abhängig zu sein, ist auch weg. Auch Theater- und Kinobesuche verlaufen jetzt sehr viel angenehmer. Als Raucherin würde ich auf die nächste Pause warten und dauernd auf die Uhr sehen. Das Gefühl, von all dem befreit zu sein, ist, als wäre mir eine Last von den Schultern genommen.

Die schwierigste Zeit, die ich seit dem Aufhören erlebt habe, war, als mein Vater schwer krank auf der Intensivstation lag. Aber er ist jetzt – dem Himmel sei Dank – völlig wiederhergestellt, und mit der Full-Stop-Methode habe ich auch diese Zeit überstanden, ohne rückfällig zu werden.

Dies ist der einzig positive Weg, das Rauchen aufzugeben. Sie können es schaffen – mit der nötigen Entschlossenheit und dem Wissen, das Ihnen diese Methode vermittelt.

Augenblicke der Wahrheit

> »Aus diesem gesamten Prozeß jedoch, Proble-
> men zu begegnen und sie zu lösen, gewinnt das
> Leben seinen Sinn. Probleme sind die Scheide-
> wand, die zwischen Erfolg und Mißerfolg unter-
> scheidet. Probleme rufen unseren Mut und unse-
> re Weisheit auf den Plan; tatsächlich schaffen sie
> unseren Mut und unsere Weisheit.«
>
> *M. Scott Peck, Der wunderbare Weg*

Da die meisten Menschen dem Wunsch zu rauchen ausweichen möchten, wenn sie das Rauchen aufgegeben haben, meiden sie häufig sämtliche Situationen, die in ihnen starke Assoziationen zum Rauchen hervorrufen. Sie ordnen ihr Leben um, soweit es irgend geht, damit sie so wenig als möglich in Versuchung geraten.

Wenn jemand beispielsweise regelmäßig eine bestimmte Kneipe besucht, dann läßt er das nach dem Aufhören sein und bleibt an den Abenden zu Hause. Wenn jemand gewöhnlich während der Arbeit besonders viel rauchte, dann versucht er, während der Ferien aufzuhören, um nicht gleich zu Anfang einen langen Arbeitstag ohne Zigarette überstehen zu müssen.

Partys, Freunde, die rauchen, Kaffeepausen, anstrengende Arbeit, Abendessen im Restaurant und lange Reisen – all das sind typische Situationen, die der Ex-Raucher fürchtet und um die er während der ersten Wochen oder Monate nach dem Aufhören einen großen Bogen macht. Und vielleicht haben auch Sie schon bis zu einem gewissen Grad nach ähnlichen Wegen gesucht.

Das offensichtlich Schwierigste an dieser Strategie ist, daß es kaum machbar ist, alle Situationen zu meiden, die ein starkes Verlangen nach einer Zigarette auslösen könnten. Sie können nicht allem, was schwierig, aufregend, angenehm, anstrengend oder langweilig ist (um nur ein paar Beispiele zu nennen), aus dem Weg gehen. Das würde bedeuten, daß Sie aufhören würden zu leben.

Doch sogar wenn Sie es schaffen würden, den Großteil dieser Dinge aus Ihrem Leben zu verbannen, was ist es denn eigentlich, das Sie zu vermeiden trachten? Es ist nicht die Situation selbst. Sie sind mit solchen Dingen schon unzählige Male fertig geworden und haben keine besondere Furcht davor. Was Sie wirklich zu umgehen wünschen, ist natürlich Ihr Verlangen zu rauchen, dem Sie – wie Sie wissen – unweigerlich begegnen würden.

Anfangs sieht es so aus, als würde diese Vermeidungsstrategie Ihnen beim Aufhören helfen. Doch sie ist Ihnen ganz sicher nicht mehr nützlich, wenn es darum geht, Nichtraucher zu bleiben. Diese Art des Umgangs mit der Sucht ist sogar einer der Hauptgründe dafür, daß viele Menschen rückfällig werden.

Wenn Sie bewußt schwierigeren Situationen aus dem Weg gehen, dann akzeptieren Sie Ihr Verlangen nämlich nur *bedingt*. Folgendes gräbt sich in Ihr Denken ein: Sie akzeptieren Ihren Wunsch nach einer Zigarette und können deshalb auch Nichtraucher bleiben – *vorausgesetzt* Sie treffen keine anderen Raucher. *Vorausgesetzt* Sie sind nüchtern. Sie schaffen es, *vorausgesetzt,* daß Sie sich nicht aufregen. Oder sich nicht langweilen, müde sind oder unter Streß stehen. Und vor allem: *vorausgesetzt* Ihr Verlangen zu rauchen ist nicht zu stark oder hält zu lange an.

Unglücklicherweise läßt Ihre Sucht nicht mit sich handeln. Und wenn Sie versuchen, mit ihr einen Kompromiß zu schließen, werden Sie dabei unweigerlich verlieren.

Das Verlangen nach einer Zigarette wird weiterhin von Zeit zu Zeit auftauchen, in allen möglichen Lebenslagen, und zwar noch lange, nachdem Sie das Rauchen aufgegeben haben. Das ist unvermeidlich. Die einzige Strategie, die Ihnen auf Dauer hilft, einen Rückfall zu vermeiden, ist Ihre Bereitschaft, dieses Verlangen ab und an einfach zu akzeptieren, ganz egal wo Sie sind und was gerade geschieht.

Sie können das Rauchen aufgeben und Nichtraucher bleiben,

indem Sie lernen, wie Sie Ihr Suchtverlangen bedingungslos akzeptieren können und zwar sobald als möglich, nachdem Sie aufgehört haben.

Bei bestimmten Gelegenheiten macht sich Ihr Verlangen stärker und länger bemerkbar als sonst. Dies sind Situationen, in denen Sie eine stärkere Abhängigkeit von der Zigarette entwickelt haben. Es ist nur allzu verständlich, daß Sie sich Sorgen machen, wie Sie diese Situationen ohne Zigaretten überstehen werden. Entscheidend dabei ist aber, daß Sie sich von Anfang an mit dieser Furcht auseinandersetzen.

Erinnern Sie sich? In Kapitel 5 haben wir besprochen, wie Sie der Angst vor einer bevorstehenden Lebenssituation dadurch begegnen können, daß Sie sich auf den Augenblick konzentrieren. Sie können Ihren Wunsch zu rauchen nur in dem Moment akzeptieren, in dem Sie ihn verspüren. Also sollten Sie erst gar nicht versuchen, vorherzusehen, was Sie tun werden. Gehen Sie der Situation aber aus dem Weg, verstärken Sie dadurch nur Ihre Furcht, indem Sie ihr mehr Glaubwürdigkeit verleihen.

Wenn Sie schwierige und zum Rauchen anregende Situationen meiden, können Sie Ihre Abhängigkeit unmöglich überwinden. Das geht nur, indem Sie sich bewußt in jede dieser Situationen begeben, lernen, wie Sie damit umgehen können, ohne zu rauchen, und sich im entscheidenden Augenblick mit Ihrem Verlangen nach einer Zigarette auseinandersetzen.

Hört sich das nach sinnloser Tortur an? Nein, so ist es ganz und gar nicht. Eine wirklich sinnlose Tortur wäre es, wenn Sie ständig in der Furcht leben würden, eines Tages von einem heftigen Verlangen zu rauchen einfach übermannt zu werden. Sinnlos wäre auch, Veränderungen in Ihrem Leben und Ihrer Person anzustreben in der Hoffnung, dadurch den unvermeidlichen Wunsch zu rauchen auszuschalten.

Eine absolut sinnlose Tortur ist es, wenn Sie das Rauchen aufgeben, ohne etwas gegen Ihre psychologische Abhängigkeit zu unternehmen, so daß Sie in einem fort wieder rückfällig werden.

Behalten Sie Ihre normalen Lebensgewohnheiten bei

Als erstes sollten Sie herausfinden, ob Sie versuchen, bestimmten Dingen aus dem Weg zu gehen, wenn Sie aufhören zu rauchen. Zu diesem Zweck müssen Sie sich nur fragen: »Würde ich das auch tun, wenn ich nicht aufgehört hätte?« Und tun Sie während der ersten paar Wochen nach dem Aufhören alles, was Sie als Raucher auch getan hätten (bis auf das Rauchen!).

• *Sozialleben*

Gehen Sie in die Kneipe oder auf Partys genauso häufig, wie Sie es normalerweise tun. Benehmen Sie sich dort wie immer, Ihren Drink in der Hand, rund um Sie nur Raucher. Gehen Sie im Geiste die Grundtechnik durch und treffen Sie für sich die Entscheidung, daß es, was Sie persönlich betrifft, Ihnen lieber ist, jemand zu sein, der nicht raucht – zumindest für diesen Augenblick.

• *Tagesablauf*

Machen Sie alles genauso, wie Sie es als Raucher auch gemacht haben. Achten Sie dabei auf alle Veränderungen, die Sie planen oder durchführen, gleichgültig wie unschuldig und gut gemeint sie auch wirken mögen.

Nehmen wir beispielsweise an, daß Sie, ein oder zwei Tage nachdem Sie das Rauchen aufgegeben haben, abends Ihren Hund ausführen wollen. Fragen Sie sich, was Sie tun würden, wenn Sie noch rauchen würden. Wenn Sie normalerweise jeden Abend Ihren Hund ausführen, dann machen Sie einfach weiter und gehen Sie mit ihm spazieren.

Wenn Sie das gewöhnlich aber nicht tun, ist die Wahrscheinlichkeit groß, daß Sie etwas vermeiden möchten: vielleicht die halbe Stunde vor dem Abendessen, wo es nicht viel zu tun gibt? Normalerweise hätten Sie jetzt eine Zigarette geraucht. Das plötzlich erwachte Interesse am körperlichen Wohlergehen Ihres Hundes ist nichts anderes als Ihr Versuch, den Wunsch nach einer Zigarette zu vermeiden.

• *Orte, an denen Sie zu rauchen pflegten*
Versuchen Sie nicht, die Orte zu meiden, an denen Sie gewöhnlich geraucht haben – Ihren Lieblingssessel, den Schreibtisch oder den Küchentisch. Wenn in Ihrem Haus Rauchverbot bestünde, gingen Sie vielleicht zum Rauchen auf die Terrasse oder in den Garten. Nehmen Sie also Ihre Zigaretten mit und machen Sie weiterhin Ihre üblichen Ausflüge in den Garten. Treffen Sie Ihre Entscheidung in bezug auf Ihren Wunsch zu rauchen dort.

• *In der Arbeit*
Haben Sie üblicherweise während der Arbeit geraucht, so kann Ihr erster Arbeitstag nach dem Aufhören eine enorme Herausforderung darstellen, da Sie unter Umständen einen Beruf haben, der Ihre ständige Aufmerksamkeit fordert.

Es ist nur realistisch, anzunehmen, daß Sie während der ersten Tage nach dem Aufhören nicht gerade Höchstleistungen erbringen werden, da das Verlangen zu rauchen Sie ständig ablenkt. Aber je mehr Sie sich Zeit nehmen, um mit diesem Wunsch umzugehen, um so schneller wird sich Ihre Lage bessern.

Der effektivste Weg dorthin ist es, mehrmals pro Stunde eine geistige Pause einzulegen, während derer Sie sich direkt auf Ihren Wunsch nach einer Zigarette konzentrieren und die Sätze der Grundtechnik durchgehen.

Dies bringt das Verlangen nicht zum Verschwinden: Das soll es ja auch gar nicht. Aber wenn Sie sich klarmachen, daß Sie die Wahl haben, und sich dafür entscheiden, Ihr Verlangen zu akzeptieren oder es gar willkommen zu heißen, dann werden Sie entdecken, daß Sie jetzt durchaus in der Lage sind, sich Ihrer Arbeit zuzuwenden, und wieder ein bißchen weiterzumachen.

Ist Ihr Berufsleben eher hektisch, dann sollten Sie sich ein paar spezielle Strategien überlegen, wie Sie sich diesen kurzen Augenblick für sich abzwacken können. Sie könnten ein paar Minuten lang so tun, als würden Sie lesen. Oder ziehen Sie sich einfach auf die Toilette zurück, wenn alle Stricke reißen.

Vielleicht haben Sie auch in der Arbeit besondere Rituale beim Rauchen entwickelt, so daß Sie sich zum Beispiel an einen bestimmten Ort begeben, um sich eine Zigarette anzuzünden. Das kann ein anderes Büro sein, die Kantine, die Toiletten oder der Treppenabsatz an der Hintertür. Zumindest in der ersten Woche *sollten Sie diese Orte nicht meiden. Machen Sie genauso viele Pausen, wie Sie es normalerweise tun würden, nehmen Sie Ihre Zigaretten, suchen Sie diese Orte auf und begegnen Sie dort Ihrem Verlangen zu rauchen*!

Vielleicht gehören Sie zu den Leuten, die viel zu beschäftigt sind, um so etwas zu tun. Möglicherweise ist Ihre Arbeit viel zu wichtig und viel zu anstrengend, als daß Ihnen noch so viel Zeit bliebe, um ständig über das Rauchen nachzudenken. Hier geht es darum, das Aufhören für eine Weile zum wichtigsten Punkt in Ihrem Leben zu machen. Davon kann Ihre Arbeit auf Dauer nur profitieren.

Ein Suchtraucher ist ein wenig effizienter Arbeiter. Zigaretten zu kaufen und zu rauchen kostet nämlich Zeit. Sie verlieren die Konzentration während wichtiger Meetings, weil Sie nicht rauchen dürfen. Das Rauchen macht Sie müde und erhöht Ihren Streßpegel. Außerdem werden Sie irgendwann des öfteren wegen nikotinbedingter Krankheiten zu Hause bleiben müssen.[10]

Wenn Sie beschließen, daß Sie viel zu beschäftigt sind, um Zeit für Ihr Verlangen zu rauchen aufwenden zu können, sollten Sie vielleicht sich selbst gegenüber wenigstens so ehrlich sein, zuzugeben, daß Sie sich die Mühe einfach nicht machen wollen.

Viele Menschen machen, was das Rauchen angeht, einen fundamentalen Denkfehler: Sie glauben, wenn sie nur lange genug nicht rauchen, würden die Dinge sich von selbst ändern. Ich wollte, das wäre wahr, und eine Menge rückfällig gewordener Raucher wahrscheinlich auch. Schieben Sie aber Ihren Wunsch zu rauchen einfach nur zur Seite, dann entstehen in Ihnen Gefühle von Spannung, Frustration und Desorientierung. Außer-

162

dem können Sie vielleicht durchaus in der Lage sein, Ihr Verlangen tagsüber zu verdrängen, während Sie arbeiten. Doch auf dem Weg nach Hause erwischt es sie dann. Oder Sie können es ein bis zwei Wochen lang ignorieren, nur um dann bei der ersten Krise, mit der Sie fertig werden müssen, rückfällig zu werden.

• *Konzentration*

Menschen, die sich weigern, mit ihrem Verlangen umgehen zu lernen, geschieht häufig folgendes: Sie können sich auf nichts mehr richtig konzentrieren, und je länger sie ihre Weigerung aufrechterhalten, um so länger dauert dieser Zustand an. Das kann Wochen, ja sogar Monate dauern. Vielleicht verlangt Ihr Beruf, daß Sie sich aufs Schreiben konzentrieren. Wenn Sie nun diese Arbeit aufschieben, bis Sie sich mehr »danach« fühlen, verstärken Sie damit nur die Vorstellung, daß Sie ohne Zigaretten einfach nicht arbeiten können! Was natürlich eine perfekte und »vernünftige« Entschuldigung abgibt, damit wieder anzufangen …

Sie können dieser falschen Vorstellung nur dadurch begegnen, daß Sie sich wie immer an Ihren Schreibtisch setzen und das Verlangen nach einer Zigarette regelrecht *erwarten*. Die Assoziation zwischen Schreiben und Rauchen wurde geschaffen, also wird das Verlangen so automatisch kommen wie die Reaktionen beim Kniesehnenreflex. Richten Sie Ihre Aufmerksamkeit auf das Verlangen und widmen Sie sich ihm, indem Sie bewußt und gründlich die Sätze der Grundtechnik sprechen. Entscheiden Sie klar, es zur Kenntnis zu nehmen und zu akzeptieren. Richten Sie dann Ihre Aufmerksamkeit, ohne gegen Ihr Verlangen irgendwie anzukämpfen, wieder auf das, was Sie gerade tun.

Natürlich werden Sie dadurch anfangs ein wenig langsamer arbeiten, aber auch wenn Sie zunächst nur ganz wenig schreiben, ohne zur Zigarette zu greifen, beweisen Sie sich doch mit jedem Satz, daß Ihre Vorstellung in bezug auf Ihre Abhängigkeit vollkommen aus der Luft gegriffen ist. Sie können erst mit Sicherheit Nichtraucher bleiben, wenn Sie entdeckt haben, daß Sie tatsächlich schreiben *können*, ohne sich eine anzuzünden. Und das schaffen Sie *nur*, wenn Sie vorwärts schreiten und schreiben, auch wenn das auf den ersten Blick unmöglich zu sein scheint. Sie erziehen sich selbst um. Das kann soweit gehen, daß Sie zu Anfang das Gefühl haben, Sie müßten das Schreiben noch einmal lernen.

Ich habe mit ein paar Berufsschriftstellern gearbeitet, die auf genau dieselbe Weise gelernt haben, wie sie weiterhin schreiben und trotzdem Nichtraucher bleiben konnten. Einer meiner Kursteilnehmer, ein Romancier, erzählte mir, daß sein Hauptproblem die Angst sei, ohne Zigaretten nicht mehr schreiben zu können. Sobald er den ersten Text geschrieben hatte, mit dem er zufrieden war, gewann er mehr Selbstvertrauen und wandte keinen Blick mehr zurück. Nun sitzt er über einem neuen Roman, und das Verlangen zu rauchen überkommt ihn immer noch gelegentlich, vor allem wenn er auf eine Inspiration wartet. Doch mittlerweile *weiß* er, daß die Inspiration auch kommt, wenn er nicht raucht. Und das war sein Schlüssel zum Erfolg.

* *Wenn Sie andere Drogen zu sich nehmen*

Die meisten Menschen vermeiden es während der Phase, in der sie sich das Rauchen abgewöhnen, Alkohol zu trinken. Sie fürchten (als wenn ich Ihnen das noch sagen müßte), daß Sie die Kontrolle über sich selbst verlieren, wenn Sie betrunken sind.

Haben Sie, als Sie noch Raucher waren, sich zu Ihren Drinks immer eine Zigarette genehmigt, so werden Sie zweifelsohne immer dann, wenn Sie ein Glas trinken, ein heftiges Verlangen zu rauchen verspüren, vor allem ganz zu Anfang. Doch ist dies nichts weiter als das Verlangen, das durch die über die Jahre hinweg eingeschliffene Assoziation hervorgerufen wird. Und Sie können die Grundtechnik genauso anwenden, um zu Ihrer Entscheidung zu finden, als wenn Sie nüchtern wären.

Wenn Sie also normalerweise Alkohol trinken, *dann tun Sie das auch weiterhin, während Sie das Rauchen aufgeben.* Trinken

Sie genauso, wie Sie es immer tun, die gleiche Menge, in den gleichen Situationen, und setzen Sie sich mit Ihrem Verlangen zu rauchen in der üblichen Weise auseinander, sobald es auftaucht.

Sogar wenn Sie ein paar Gläser intus haben, sind Sie durchaus noch fähig, sich für ein Akzeptieren Ihres Verlangens zu entscheiden. Denn sogar wenn Sie betrunken sind, sind Sie es, der seinem Verhalten Grenzen setzt. Wissen Sie, daß Sie sich im Hinblick auf andere Dinge durchaus beherrschen können und beispielsweise nicht mit dem oder der Erstbesten ins Bett springen oder sich gar ans Steuer Ihres Wagens setzen, wenn Sie betrunken sind, dann sind Sie auch in der Lage, Ihren Wunsch zu rauchen unter Kontrolle zu halten, sofern Sie das wollen.

Es ist vielleicht nicht gerade eine glänzende Idee, sich während der ersten beiden Tage bis zur Bewußtlosigkeit zu betrinken. Wenn Sie das tun, dann versuchen Sie vielleicht, die Droge Nikotin durch Alkohol zu ersetzen (siehe im Kapitel ›Sie müssen nicht zunehmen‹). Aber wie bei allen Vermeidungsstrategien ist es auch hier am besten, wenn Sie Ihre Ängste sobald als möglich überwinden und sich dem heftigen Verlangen nach einer Zigarette stellen, das Sie überfällt, sobald Sie sich zum ersten Mal mit einem Glas Bier oder einer Flasche Wein gemütlich irgendwo niederlassen.

Dasselbe trifft auch auf die sogenannten »Entspannungsdrogen« wie Marihuana oder Kokain zu. Auch hier ist die geistige Verbindung zur Zigarette stark, aber Sie sollten sich trotzdem derselben Prozedur unterwerfen: Weichen Sie dem Verlangen nicht aus (Gründe siehe oben). Erwarten und akzeptieren Sie, daß Sie den zunächst sehr starken Wunsch haben, eine Zigarette zu rauchen.

Verstehen Sie mich bitte nicht falsch. Ich will Sie nicht dazu ermutigen, Drogen zu nehmen, und verteidige dieses Verhalten auch nicht. Die beiden oben erwähnten Substanzen sind illegal. In unterschiedlichem Ausmaß machen beide süchtig und sind deshalb gefährlich. Ich möchte Ihnen nur nahelegen, daß Sie diese Drogen *nicht zur selben Zeit absetzen* wie Ihren Zigarettenkonsum, wenn Sie sie normalerweise nehmen. Das läuft nur darauf hinaus, daß Sie bei der Behandlung Ihrer Nikotinsucht Ihr Verlangen zu rauchen vermeiden wollen.

Vielleicht haben Sie auch noch Suchtprobleme mit anderen Drogen und vielleicht wollen Sie diese ja später ebenso absetzen, doch darum geht es hier nicht. Wenn Sie aufhören zu rauchen, dann ist es wichtig, daß Sie sich mit Ihrer Abhängigkeit von einer Droge auseinandersetzen: Nikotin. Sie werden Ihre Hände vom Nikotin lassen können, wenn Sie sich damit separat auseinandersetzen, ganz egal, welche Drogen Sie sonst noch nehmen.

Was Marihuana betrifft, entsteht beim Betroffenen leicht eine gewisse Verwirrung, und zwar aus zwei Gründen. Zum einen wird Marihuana normalerweise wie eine Zigarette geraucht. Doch das bedeutet noch nicht, daß es sich dabei auch um eine richtige Zigarette handelt, solange kein Tabak (Nikotin) darin enthalten ist. Sie können den Marihuanarauch sogar inhalieren, und trotzdem rauchen Sie keinen Tabak.

Zum anderen wird Marihuana eben oft mit Tabak gemischt und geraucht. Hier jedoch sollten Sie strikt sein. Wenn Sie die Entscheidung treffen, Marihuana zusammen mit Tabak zu rauchen, dann hat Ihr altes Nikotinproblem Sie wieder und Sie werden unweigerlich anfangen, wieder Zigaretten zu rauchen. Tabak macht bei weitem schneller und stärker süchtig als Marihuana. Ein oder zwei Züge von einem Joint, der Tabak enthält, werden Sie früher oder später wieder zu Ihrem regelmäßigen Zigarettenkonsum verleiten.

Gleichzeitig ist es ganz wesentlich, *daß Sie die Zigaretten nicht durch irgendwelche anderen Drogen zu ersetzen versuchen*, wenn Sie das Rauchen aufgeben wollen (siehe Kapitel ›Sie müssen nicht zunehmen‹).

Viele Menschen nehmen Drogen in jeder möglichen Form zu sich und haben auch nicht die Absicht, dies künftig sein zu lassen. Doch es ist wirklich absolut unnötig, auch noch von Tabak abhängig zu sein.

Wenn dies auf Sie zutrifft, dann sollten Sie sich klarmachen, daß Sie aufhören können, Tabak zu rauchen, und Ihre Nikotinabhängigkeit durchaus unter Kontrolle bringen können, wenn Sie diese Technik mit Sorgfalt und Ehrlichkeit anwenden. Was Sie dabei lernen, können Sie auch anwenden, wenn Sie sich später anderen Suchtproblemen zuwenden.

Schenken Sie Ihrem Verlangen unverminderte Aufmerksamkeit

Im Laufe der ersten Woche Ihres Nichtraucherdaseins wird Ihr Verlangen nach einer Zigarette immer weniger spürbar werden. Je schwächer es wird, um so wichtiger ist es, daß Sie weiterhin so oft als möglich die Grundtechnik anwenden. Sogar nach ein paar Wochen, wenn Sie Ihren Wunsch nach einer Zigarette höchstens noch ein paarmal im Laufe eines Tages spüren, wird es für Ihren dauerhaften Erfolg entscheidend sein, ob Sie sich diesem Wunsch weiterhin zuwenden oder nicht.

Ich habe Ihnen geraten, keiner Situation aus dem Weg zu gehen. Das soll aber nicht heißen, daß Sie Ihr Leben nie mehr verändern dürfen. Nach den ersten beiden Wochen können Sie alle Änderungen einführen, die Sie möchten. Aber während dieser Zeit sollten Sie sich immer dann, wenn etwas Ungewohntes geschieht und Sie selbst etwas tun, was Sie normalerweise nicht tun würden, fragen: »Würde ich das auch tun, wenn ich nicht aufgehört hätte zu rauchen?« Wenn die Antwort »nein« lautet, dann wissen Sie, daß Sie gerade versuchen, Ihrem Verlangen nach einer Zigarette auszuweichen.

Es wird leichter

Obwohl es möglicherweise auf den ersten Blick nicht so aussieht, vereinfacht es die Dinge für Sie auf Dauer erheblich, wenn

Sie sich von Anfang an diesen Situationen aussetzen statt sie zu vermeiden.

Die größte Herausforderung liegt dabei vielleicht im Alltag: das Sitzen am Küchentisch, die Telefongespräche, das Autofahren. Haben Sie diese Situationen nur *einmal* hinter sich gebracht, ohne zu rauchen, dann werden Sie beim nächsten Mal alles sehr viel einfacher finden. Das liegt daran, daß Sie einen neuen Eindruck gespeichert haben: nämlich daß Sie in dieser Situation nicht geraucht haben, und das unter Umständen seit Jahren zum ersten Mal. Sie haben es geschafft, Sie haben es überlebt und Sie haben nicht zur Zigarette gegriffen. Und beim nächsten Mal wird es sogar noch leichter, weil Ihr Wunsch zu rauchen genau um dieses bißchen weniger heftig und um dieses bißchen weniger dauerhaft sein wird. Und weil das Rauchen nun um genau dieses bißchen weniger lebensnotwendig erscheint.

Jedesmal wenn Sie sich nun dieser Situation und dem daraus entstehenden Wunsch nach einer Zigarette aussetzen, bestätigen Sie sich selbst, daß Sie lieber diesen Drang aushalten wollen als rückfällig zu werden. *Je öfter Sie das am Anfang Ihres Entwöhnungsprozesses tun, um so größer sind Ihre Chancen auf dauerhaften Erfolg und um so eher werden Sie sich von Ihrer Abhängigkeit lösen.*

Viele Kursteilnehmer haben mir berichtet, daß die Umstände, die sie so gefürchtet hatten, letztendlich viel einfacher zu handhaben waren, als sie gedacht hatten. Tatsächlich sind die Überraschungsmomente die schwierigsten Augenblicke, weil man sie eben nicht vorhersehen kann.

Sie können beispielsweise plötzlich und ohne jede Vorwarnung mitten in einen Streit oder einen Unfall geraten und unweigerlich taucht dann der Wunsch nach einer Zigarette auf. Es gibt einfach keine Möglichkeit, solche Dinge im Leben zu vermeiden, doch wenn Sie gelernt haben, wie Sie grundsätzlich mit Ihrem Verlangen umgehen können, dann ist Ihr Wunsch zu rauchen in Streßzeiten nichts mehr als eine weitere Gelegenheit, diesen Wunsch zur Kenntnis zu nehmen und diesbezüglich eine Entscheidung zu treffen.

Natürlich gibt es Versuchungen, und früher oder später werden Sie mit einer solchen konfrontiert werden. Solange Sie versuchen, den unvermeidlichen Wunsch nach einer Zigarette zu umgehen, können Sie ihn nicht akzeptieren. Beides geht nicht, und bevor Sie Ihre Angst vor dem Verlangen nicht abgelegt haben und lernen, es zu akzeptieren und damit umzugehen, ist die Wahrscheinlichkeit, daß Sie schließlich rückfällig werden, sehr hoch, gleichgültig in welcher Situation.

Eine meiner Kursteilnehmerinnen, Marianne, war es gewöhnt, zweimal im Jahr, wenn sie auf einer Gesundheitsfarm Urlaub machte, das Rauchen sein zu lassen. Zumindest bevor sie einen Full-Stop-Kurs besuchte. Sie erzählte mir, daß sie bei diesen Gelegenheiten unbedingt aufhören wollte und daß es ihr auch ganz leicht fiel. Bei jedem Versuch war sie fest entschlossen, nie wieder anzufangen. Ihre ständigen Rückfälle, die bereits auf dem Heimweg oder wenig später passierten, machten ihr zu schaffen.

Marianne mußte lernen, daß sie ohne Training, bei dem sie die Fähigkeit erwarb, mit ihrem (während ihres Gesundurlaubs verdrängten) Verlangen umzugehen, keine Chance hatte, ihre wirklich hohe Motivation in einen echten Erfolg umzuwandeln.

Sobald sie sich diese Technik angeeignet hatte, stellte sie sich ihrer Sucht auch in ihrem Alltagsleben, und jetzt, wo ich dies schreibe, hat sie schon seit zehn Monaten nicht mehr geraucht, was wesentlich mehr ist, als sie bisher je geschafft hat.

In anderen Worten

TIM: *In Wahrheit glaubte ich schon längst nicht mehr, daß ich aufhören hätte können, auch wenn ich es wirklich gewollt hätte. Die meiste Zeit gab ich also gar nicht zu, daß ich das Rauchen gerne aufgegeben hätte, damit ich mir selbst noch ins Gesicht sehen konnte.*

Doch es gab auch Zeiten, wo mich die Furcht vor den Folgen überfiel und ich fast alles getan hätte, um mich selbst vom Verlangen nach einer Zigarette abzubringen. Da ich das Rauchen mit all den anderen ungesunden Momenten in meiner Lebensweise gleichsetzte, nahm ich mir vor, daß ich nun nur noch solche Dinge tun würde, die meiner Fitneß und meiner Gesundheit förderlich wären. Ich würde lange, kräftigende Spaziergänge unternehmen oder regelmäßig schwimmen gehen. Ich würde mit dem Fahrrad zur Arbeit fahren, mich in einem Fitneßstudio einschreiben und super fit werden. Ich würde weniger Alkohol trinken, den Kaffee, zu dem ich immer mindestens eine Zigarette rauchte, ganz aufgeben und statt dessen Mineralwasser trinken. Diese Art von puritanisch gefärbtem Strafregiment beherrschte meine Gedanken.

Natürlich waren diese Vorsätze von vornherein zum Scheitern verurteilt. Hinter jeder Ecke lauerte der Dämon, dem ich eigentlich entkommen wollte. Also sagte ich zu mir selbst: »Laß mich fit und gesund sein, aber vorher möchte ich bitte noch eine rauchen.«

Und dann dämmerte mir die Wahrheit – genauer gesagt wies man mich darauf hin. Zwischen all diesen Dingen gab es gar keine notwendige Verbindung. Beim Rauchstop ging es nur darum, das Rauchen aufzugeben, und nicht darum, alles mögliche andere dafür anzufangen. Alles, was ich zu tun hatte, war, anzuerkennen, daß ich rauchen wollte, daß ich die Freiheit hatte, es zu tun, es in diesem Moment aber keineswegs tun mußte. Was ich als überwältigende Bedrohung gesehen hatte, die mich schwach und mit dem Gefühl der Niederlage zurücklassen würde, hatte mit einem Schlag eine einfache, handhabbare Größenordnung angenommen.

Sie müssen nicht zunehmen

> »Die Objekte des Begehrens sind wie Salzwasser.
> Je mehr wir ihrem Genuß frönen, um so stärker
> wird unser Verlangen nach ihnen.«
>
> *Buddhistisches Sprichwort aus Tibet*

An irgendeinem Punkt des Entwöhnungsprozesses werden Sie höchstwahrscheinlich einen – möglicherweise nur kurzen – Moment erleben, in dem die Aufregung über Ihren Erfolg Sie berauscht. Sogar bevor Sie aufgehört haben, kann es da einen Augenblick geben, in dem Sie zu glauben beginnen, daß Sie es wirklich schaffen können, und die Hoffnung Sie einfach umwirft. Doch wahrscheinlicher geschieht dies erst, wenn Sie das Rauchen aufgegeben haben und Ihnen die unleugbare Realität der Tatsache, daß Sie nicht mehr rauchen, voll zu Bewußtsein kommt.

Dieses kurze, berauschende Erfolgsgefühl wird oft kaum wahrgenommen, weil es normalerweise ein sehr flüchtiges Gefühl ist, obwohl es das Leben so wunderbar lebenswert macht. Auf dieses Gefühl gibt es zwei mögliche Arten der Reaktion.

Die eine ist, sich diesem Gefühl hinzugeben und es zu bejahen: Oh ja, das ist toll. Ich bin super, weil ich es geschafft habe. Ja, das Leben ist wunderbar, wenn so etwas geschieht. Diese Reaktionsweise stellt kein Problem dar, vorausgesetzt Sie denken daran, daß Sie immer nur für den aktuellen Augenblick Nichtraucher sein können; das »So weit, so gut« bleibt Ihnen *für immer* erhalten …

Die zweite mögliche Reaktion kann jedoch problematisch werden, da sie einen leicht das Gleichgewicht verlieren läßt. Sie tritt vor allem bei Menschen auf, die Probleme damit haben, einen Erfolg wie diesen in ihrem Leben zuzulassen, weil sie ein niedriges Selbstwertgefühl haben.

Am besten kann ich Ihnen diesen Mechanismus erklären, indem ich Sie auf das Buch *Die sechs Säulen des Selbstwertgefühls* von Dr. Nathaniel Branden verweise. Die folgende Passage habe ich aus geringfügig abgeänderten Zitaten aus diesem Buch zusammengestellt und drucke sie hier mit der freundlichen Erlaubnis des Autors ab: »Das Selbstwertgefühl – ob hoch oder gering – ist ein Generator für in Erfüllung gehende Prophezeiungen. Mit einem hohen Selbstwertgefühl ist es wahrscheinlicher, daß ich Schwierigkeiten standhalte. Mit einem geringen Selbstwertgefühl ist es wahrscheinlicher, daß ich aufgebe oder mich nur fadenscheinig bemühe, ohne wirklich mein Bestes zu geben. So oder so, in jedem Fall wird mein Selbstbild verstärkt.

Doch was passiert, wenn wir mit etwas Erfolg haben, obwohl wir ein geringes Selbstwertgefühl haben? Dann paßt unser ›Wissen‹ über uns selbst (»Ich kann das nie!«) nicht mehr zu den Tatsachen (beispielsweise erfolgreich das Rauchen aufgegeben zu haben), und wir fangen an, uns unbehaglich zu fühlen, als ob etwas ganz und gar nicht mehr stimmte.

Da aber unser ›Wissen‹ nicht anzuzweifeln ist, bleiben die Tatsachen, die zu ändern sind. Unbewußt von der tieferen Logik unseres Selbst-Konzepts geleitet, wehren wir uns gegen die Angst, indem wir den Erfolg loswerden wollen. Hier ist wiederum das klassische Muster der Selbstvernichtung zu erkennen: Wenn ich ›weiß‹, daß es mein Schicksal ist, unglücklich und erfolglos zu sein, so darf ich nicht zulassen, daß die Realität mich mit Glück und Erfolg verwirrt.

Es ist gang und gäbe, daß Personen sich auf der Höhe ihres Erfolgs selbst sabotieren. Sie tun es, wenn ihr Erfolg mit ihren inneren Überzeugungen nicht vereinbar ist, die ihnen sagen, was für sie angemessen ist. Es ist erschreckend, wenn man über die Grenzen dessen, der man nach seiner eigenen Vorstellung ist, hinausstößt. Wenn das Selbst-Konzept nicht zu dem real meßbaren Erfolg paßt und das Selbst-Konzept nicht geändert wird, ist absehbar, daß die betreffende Person Möglichkeiten findet, um sich selbst zu sabotieren.

Der Erfolg kann innere Stimmen wecken, die besagen, daß ich ihn nicht verdient habe oder daß er nie und nimmer beständig sein wird, […] oder daß das Leben so nicht ist oder daß die Menschen mich beneiden und hassen werden, […] oder daß niemand glücklich ist, warum sollte ich es also sein. Wir müssen diesen destruktiven Stimmen die Stirn bieten und nicht vor ihnen weglaufen. Was die meisten von uns, so paradox das auch klingen mag, aufbringen müssen, ist der Mut, Erfolg ohne Selbstsabotage so lange zu tolerieren, bis wir die Furcht davor verlieren und merken, daß er uns nicht vernichtet – und auch nicht schwinden muß.«

Natürlich ist die direkteste Methode, mit der Sie Ihren Erfolg bei der Raucherentwöhnung sabotieren können, die, daß Sie rückfällig werden. Doch gibt es leider noch einen anderen Weg, den viele Menschen einschlagen: Statt zu rauchen essen sie. Wo sie vor dem Aufhören sich zum Kaffee vielleicht eine Zigarette angezündet haben, genehmigen sie sich nachher ein oder zwei Kekse. Oder sie beenden ihre Mahlzeiten nun mit einer Nachspeise, wo sie als Raucher einfach zur Zigarette gegriffen hätten. Sie essen also, statt zu rauchen.

Dies sabotiert Ihren Erfolg auf zweierlei Weise. Zum einen nehmen Sie zu, so daß jegliches Gefühl für Ihren Erfolg beim Aufhören vom Kummer über die zusätzlichen Pfunde zunichte gemacht wird.

Schlimmer ist allerdings der verhängnisvolle Effekt, den die Ersatzsucht Essen auf Ihre Nikotinabhängigkeit hat. Wenn Sie nämlich essen statt zu rauchen, nähren Sie damit immer noch Ihr Suchtverlangen. *Es ist also nicht besser als Rauchen!*

Wenn Sie rauchen, befriedigen Sie Ihr Verlangen nach blauem Dunst mit einer Zigarette. Essen Sie statt dessen, so befriedigen Sie dieses Verlangen mit Nahrung. Das ist, als ob Sie Lebensmittel rauchen würden.

Die zusätzlichen Kalorien werden zu zusätzlichen Pfunden, doch die Gewichtszunahme ist längst nicht das einzige Problem, das bei dieser Art Ersatzbefriedigung entsteht. Wenn Sie eine Zigarette durch irgend etwas anderes ersetzen, ob es nun Kalorien enthält oder nicht, hat dies immer eine schädliche Wirkung, denn jedesmal, wenn Sie Ihr Suchtverlangen befriedigen, verstärken Sie es auch. Das Heikle daran ist, daß Ihr Verlangen zu rauchen womöglich abnimmt, Ihr Verlangen zu essen jedoch immer stärker wird.

Sie sehen also: *Falls Sie Ihr Verlangen zu rauchen mit Essen befriedigen, wird es sich sehr bald in eine Eßsucht verwandeln.* Diesen Punkt sollten Sie sich vollkommen klarmachen, vor allem wenn es für Sie wichtig ist, nach dem Aufhören Ihr Gewicht zu halten.

Aus diesem Grund gebe ich Ihnen hier noch ein Beispiel, wie so etwas vor sich gehen kann. Nehmen wir einmal an, daß Sie am ersten oder zweiten Tag nach dem Aufhören ein heftiges Verlangen nach einer Zigarette empfinden, wenn Sie Ihre vormittägliche Tasse Kaffee trinken, denn normalerweise haben Sie um diese Zeit geraucht. Sie beschließen also, als Ersatz für die Zigarette einen Schokoriegel zu essen, und denken dabei: »Ich möchte eigentlich eine Zigarette, aber ich habe ja aufgehört zu rauchen. Dann esse ich eben einen Schokoriegel.« Doch der süchtige Teil Ihres Geistes lernt sehr schnell, und so denken Sie bald nur noch: »Ich will Schokolade haben.« Sie haben Ihre geistige Sucht darauf trainiert, etwas zu essen zu erwarten, wo sie vorher auf eine Zigarette eingestellt war. Damit haben Sie sich einen gesteigerten Appetit geschaffen.

Dies kann eine sehr schwierig zu durchschauende Falle sein, denn wenn Sie sich mit Essen eine Ersatzbefriedigung verschaffen, kann das Aufhören sehr einfach wirken, weil Sie nicht mehr dauernd eine Zigarette wollen. Ihr Verlangen zu rauchen nimmt sehr schnell ab und verschwindet vielleicht schon nach ein paar Tagen ganz, wenn Sie sich nur ausreichend mit Ersatzstoff versorgen.

Das bißchen Verlangen, das dabei übrig bleibt, zu akzeptieren, fällt Ihnen nicht schwer. Aber Sie nehmen dabei nur den Teil an, dessen Sie sich bewußt sind, was bestenfalls die Spitze des Eisbergs darstellt. Der Hauptteil Ihres Verlangens nach einer Zigarette wurde zuerst unterdrückt und dann in einen suchtgesteuerten Drang zu essen umgewandelt. Sie spüren ein kurzes, annehmbares Verlangen zu rauchen, aber einen ständigen, zwanghaften Hunger. Diesen letzteren befriedigen Sie.

Bitte denken Sie daran, daß das Beispiel mit der Schokolade zur Kaffeepause nichts weiter ist als das: ein einziges Beispiel. Wenn Menschen sich angewöhnen, als Ersatzbefriedigung zu essen, dann tun sie das nicht nur einmal und nicht nur bei einer bestimmten Gelegenheit. Sie trainieren ihren süchtigen Geist, nach Essen zu verlangen, wann immer vorher das Verlangen nach einer Zigarette auftauchte. Und deshalb taucht das suchtgesteuerte Verlangen mehrmals am Tag auf, und zwar jeden Tag. *Wenn Sie darauf mit Essen reagieren, werden Sie unweigerlich zunehmen.*

Die Gewichtszunahme ist vielleicht das offensichtlichste Problem bei der Ersatzbefriedigung mittels Essen, doch weitaus heimtückischer ist, daß Sie, wenn Sie sich mit Ersatzstoffen versorgen, nicht darauf hinarbeiten, Ihren Wunsch zu rauchen tatsächlich zu akzeptieren. Sie entscheiden sich nicht dafür, Ihr Verlangen nach einer Zigarette anzunehmen; nein, Sie verstärken es, indem Sie versuchen, es zu befriedigen.

Und Sie nähren auch einen unstillbaren Appetit, denn wenn Sie ihn befriedigen, halten Sie ihn gleichzeitig am Leben. Im selben Maß wie Ihr suchtgesteuertes Verlangen zu essen immer größere Ausmaße annimmt, wächst auch Ihr Körperumfang.

Und schließlich fangen Sie vielleicht sogar wieder an zu rauchen, weil Sie nicht wissen, wie Sie sich sonst diese Unmengen Essen abgewöhnen sollen. Oder weil Sie sich mit Ihrem Suchtverlangen nach Zigaretten nie richtig auseinandergesetzt haben.

Wie Sie den Teufelskreis durchbrechen

Diese deprimierende Kreisbewegung vom Rauchen zum übermäßigen Essen und wieder zurück zum Rauchen ist Ihnen vielleicht nur allzu bekannt. Vielen Rauchern ist es nur dann möglich, dauerhaft auf Zigaretten zu verzichten, wenn sie gleichzeitig lernen, wie sie mit ihrem Wunsch nach Ersatzbefriedigung durch Essen umgehen können. Und wieder einmal findet sich die Antwort in der Grundtechnik, in der entscheidenden Fähigkeit, Ihren Wunsch zu rauchen zu akzeptieren.

Hier sind vier einfache Maßnahmen, die Sie ergreifen können. Ich rate Ihnen, sie während der ersten paar Wochen nach dem Aufhören sehr genau zu befolgen. Je länger Sie ohne Ersatzbefriedigung durchgehalten haben, um so weniger wahrscheinlich ist es, daß Sie damit anfangen. Setzen Sie sich gleich zu Anfang mit den Schwierigkeiten auseinander, dann wird mit der Zeit alles immer einfacher und einfacher.

1. Notieren Sie, was Sie essen und trinken

Zuerst einmal sollten Sie Ihr Bewußtsein für eine potentielle Ersatzbefriedigung schärfen. Wenn Sie nicht merken, daß Sie gerade in Versuchung sind, auf einen Ersatzstoff zurückzugreifen, können Sie nichts unternehmen, um diesen Vorgang zu kontrollieren.

Das hört sich simpel an, ist in Wirklichkeit jedoch ein weit verbreitetes Problem. Da Essen zu unseren Alltagshandlungen gehört, ist es sehr, sehr einfach, die Mengen kontinuierlich zu vergrößern, ohne daß Sie auch nur merken, was Sie da tun. Das passiert vor allem, wenn Sie sonst nicht sonderlich auf Ihr Gewicht achten und nicht ständig Kalorien zählen. Wenn Sie aufgehört haben zu rauchen, sollten Sie Ihre Aufmerksamkeit vielleicht verstärkt aufs Essen richten und nicht einfach automatisch essen, wenn Ihnen danach ist.

2. Fragen Sie sich selbst: Würde ich das tun, wenn ich nicht aufgehört hätte zu rauchen?

Vielleicht spüren Sie den Wunsch zu rauchen gar nicht; vielleicht fühlen Sie sich einfach nur hungrig oder haben ein wenig Appetit? Sie müssen also zuerst herausfinden, ob Sie nun dabei sind, auf eine Ersatzbefriedigung auszuweichen oder nicht. Dazu gibt es nur einen Weg: Bevor Sie etwas essen oder trinken, müssen Sie sich die Frage stellen, ob Sie dieses Nahrungsmittel jetzt auch zu sich nehmen würden, wenn Sie immer noch Raucher wären.

Wenn es sich dabei um etwas handelt, das Sie um diese Zeit und an diesem Ort gewöhnlich verzehren, dann vorwärts: Essen Sie's. Ist das aber nicht der Fall, sollten Sie sich klarmachen, daß Sie es mit einem Suchtverlangen zu tun haben – einem maskierten Wunsch nach einer Zigarette. Wenn Sie ihn erkannt haben, wird es viel leichter für Sie sein, damit richtig umzugehen.

3. Im Zweifelsfalle: Gehen Sie auf Nummer Sicher

Wenn Sie nicht sicher sind, ob Sie etwas Bestimmtes als Raucher nun gegessen hätten oder nicht, sollten Sie auf Nummer Sicher gehen und annehmen, daß es sich um eine Ersatzbefriedigung handelt.

Stellen Sie sich vor, Sie verspüren nach dem Essen plötzlich Lust auf ein Eis. Auf Ihre Frage, ob Sie es als Raucher auch gegessen hätten oder nicht, müssen Sie ganz ehrlich antworten, daß Sie es nicht wissen, denn an manchen Tagen hatten Sie nach dem Essen Eis, an anderen wieder nicht. Sie haben folglich keine Möglichkeit, herauszufinden, ob heute ein Tag ist, an dem Sie Eis gegessen hätten.

Ich würde Ihnen raten, das Eis sein zu lassen. Das Schlimmste, was Ihnen geschehen kann, ist nämlich, daß Sie auf etwas verzichten, was Sie sonst vielleicht gegessen hätten. Das Beste aber ist, *daß Sie Ihr Denken darin üben, Essen nicht als Ersatzbefriedigung Ihres Verlangens nach einer Zigarette zu akzeptieren.* Wenn Sie diesen Gedankengang bereits am Anfang Ihres

Entwöhnungsprozesses einüben, fällt er Ihnen mit der Zeit immer leichter.

4. Halten Sie sich an die Grundtechnik

Dieser Punkt ist lebensnotwendig! Vergessen Sie nicht, daß Sie immer noch Ihr Suchtverlangen spüren, auch wenn Sie die potentielle Ersatzbefriedigung entlarvt haben.

Versuchen Sie zunächst einmal, mit Ihrem Verlangen zu rauchen in Kontakt zu kommen, das hinter Ihrem Verlangen zu essen lauert. Holen Sie eine Packung Zigaretten heraus und versuchen Sie, Ihren Wunsch danach zu wecken. Vielleicht gelingt es Ihnen. Vielleicht richtet sich Ihr Verlangen aber auch weiterhin aufs Essen. In beiden Fällen sollten Sie die Sätze der Grundtechnik durchgehen und sich entscheiden, ob Sie Ihr Suchtverlangen akzeptieren oder lieber wieder rauchen wollen.

Es ist daher wichtig, daß Sie sich an das halten, was Sie normalerweise auch zu sich nehmen, denn *Nikotinsucht und Eßsucht sind manchmal schwer auseinanderzuhalten*. Beide können sich bemerkbar machen als:
- Gedanke
- Wunsch, etwas im Mund zu haben
- Wunsch, etwas mit den Händen zu tun zu haben
- Leere, Spannung oder »Schmetterling« im Bauch

Jedes von einer Sucht ausgelöste Begehren fühlt sich an wie eine unangenehme Leere, die danach verlangt, ausgefüllt zu werden. Ihr suchtgesteuertes Verlangen zu essen macht sich vielleicht als Hungergefühl oder als gesteigerter Appetit bemerkbar. Vielleicht erfahren Sie es aber auch als Durst. Ersetzen Sie Ihre Zigaretten durch Kaffee, so führt das häufig zu nervösen Angstreaktionen, vor allem weil das Koffein jetzt, wo Sie kein Nikotin mehr im Blut haben, stärker wirkt. Und der Griff zur Flasche führt zu einem neuen Problemkreis, der auch mit Gewichtszunahme verbunden ist.

Die meisten Menschen denken beim Stichwort »Ersatzbefriedigung mittels Essen« an exzessive Freßgelage. Das kann natürlich auch vorkommen, doch weit häufiger geht es dabei um subtilere Mechanismen, die nur hin und wieder sichtbar werden. Ein paar Kekse hier, ein Schokoriegel da, eine zweite Portion Auflauf beim Abendessen … und etwa 13 Kilo später überlegen Sie ernsthaft, ob Sie nicht wieder anfangen sollten zu rauchen.

Sie sollten also darauf vorbereitet sein, daß Sie kurz nach dem Aufhören vermehrtes Interesse am Essen haben könnten, mehr Appetit beispielsweise und *vor allem den Wunsch weiter zu essen, auch wenn die Mahlzeit bereits zu Ende ist*. Machen Sie sich darauf gefaßt, daß Sie ein starkes Verlangen nach mehr Mahlzeiten, mehr Snacks und größeren Mengen empfinden werden.

Die entscheidende Frage ist, ob Sie dieses gesteigerte Verlangen befriedigen oder einfach zur Kenntnis nehmen. Wenn Sie es befriedigen, verstärken Sie es. Sie stillen es zwar für den Moment, doch kommt es später wieder zurück und entwickelt sich schnell zum andauernden Suchthunger.

Nehmen Sie es hingegen zur Kenntnis, ohne es loswerden zu wollen, und lassen Sie zu, daß Sie es spüren, wird dieser suchtgesteuerte Hunger nach ein oder zwei Tagen geringer werden, so daß Sie leichter damit umgehen können. Dann – und nur dann – zerschneiden Sie das Band, das Essen und Rauchen verbindet. Das schaffen Sie – wenn Sie sich darüber im klaren sind, was wirklich vor sich geht.

Mythen über Rauchen und Pfunde

• Nikotin vertreibt den Hunger

Es gibt zwei völlig verschiedene Arten von Hunger: ein natürliches und angemessenes Bedürfnis nach Nahrung und einen suchtgesteuerten Hunger, den viele Menschen entwickeln, indem sie sich immer wieder dafür entscheiden, zu viel zu essen. Genauso wie das süchtige Verlangen zu rauchen entsteht, indem man sich immer wieder für letzteres entscheidet, so schafft man den suchtgesteuerten Hunger durch die wiederholte Entscheidung, seiner Sucht durch Essen nachzugeben.

Es kann praktisch unmöglich sein, diese zwei Arten von Hunger voneinander zu unterscheiden, vor allem wenn jemand sehr häufig zu viel ißt. Wie das Verlangen nach einer Zigarette so werden sowohl der natürliche als auch der suchtinduzierte Hunger als Gedanke (im Geist) und als Empfindung (im Körper) wahrgenommen.

Menschen, die Übergewicht haben, fühlen ihren natürlichen Hunger eher selten, da sie ihren Suchthunger bereits befriedigen, bevor er zum natürlichen Bedürfnis werden kann. Einige Menschen haben Angst vor natürlichem Hunger und essen mehr als sie brauchen, um ihn in Schach zu halten.

Der Mythos, daß Nikotin Hungergefühle unterdrückt, wird allgemein akzeptiert. Und doch wurde in Versuchen bewiesen, daß Nikotinkaugummi während der Raucherentwöhnung Hunger nicht im geringsten dämpft.[11]

Das liegt daran, daß der vermehrte Appetit, den Menschen bei der Raucherentwöhnung verspüren, normalerweise kein natürlicher, sondern *suchtgesteuerter* Hunger ist. Natürlicher Hunger ist nicht schwer zu ertragen, für eine gewisse Zeit mag er sogar ganz angenehm sein. Er kommt und geht, ob Sie nun rauchen oder nicht, und wird nur dann zum Problem, wenn Sie zu lange warten, bevor Sie etwas essen, und dann schwach auf den Beinen sind oder gar in Ohnmacht fallen, weil Ihnen die nötige Nahrung fehlt. Sobald jemand denkt, daß Nikotin wirklich Hungergefühle vertreibt, dann befriedigt er seinen *Sucht*hunger nach Essen normalerweise durch *sucht*gesteuertes Rauchen.

(Hier noch eine Anmerkung zum natürlichen Hunger. Für Menschen mit zuviel Magensäure oder Magengeschwüren ist natürlicher Hunger schmerzhaft. Deshalb empfinden sie ihn meist nicht als besonders angenehm. Falls dies auf Sie zutrifft, ist das Beste, was Sie tun können, mit dem Rauchen aufzuhören, da Rauchen eine der Hauptursachen für diese Probleme ist.)

• Mein Stoffwechsel hat sich verändert, seit ich aufgehört habe

Ihr Grundumsatz sinkt vielleicht ein wenig, wenn Sie das Rauchen aufgeben, und das kann tatsächlich die Ursache für eine leichte Gewichtszunahme sein. Doch der Großteil der zugelegten Pfunde geht auf die Tatsache zurück, daß Sie sich mit Essen und Trinken für die entgangenen Zigaretten trösten.

Ihr Grundumsatz ist der Aufwand an Energie, den Sie betreiben müssen, um leben zu können: Er bezeichnet den Grad der Energieverbrennung in Ruhestellung. Wenn Sie aber rauchen, muß Ihr Herz schneller schlagen. Daher wird es langsamer, sobald Sie aufhören, und Ihr Grundumsatz sinkt. Doch die eigentliche Frage ist: Um wieviel sinkt er? Und wie hoch ist die dadurch verursachte Gewichtszunahme?

Die Ergebnisse verschiedener Studien zu diesem Thema liegen weit auseinander: Einige der Forscher meinen, daß der Grundumsatz sich nicht wesentlich verändert, andere meinen, daß er bei Rauchern nur während körperlicher Anstrengung erhöht sei, aber nicht in Ruhestellung. Allgemein wird angenommen, daß der Grundumsatz bei Ex-Rauchern um etwa fünf Prozent sinkt.[12]

Wenn Sie also 2000 Kalorien pro Tag zu sich nehmen, dann sinkt der Grundumsatz so viel, als würden Sie etwa 100 Kalorien pro Tag mehr zu sich nehmen. Wenn Sie also ungefähr 100 Kalorien weniger essen, als Sie es während Ihrer Zeit als Raucher taten, werden Sie kein Gramm zunehmen.

Nehmen Sie diese Umstellung nicht vor, dann führt der gesunkene Grundumsatz am Ende eines Monats vielleicht zu ein paar Pfund mehr, vorausgesetzt Sie bewegen sich nicht mehr als vorher. Natürlich sind diese Daten von Person zu Person verschieden, sicher ist jedoch, daß der Grundumsatz bei der Gewichtszunahme eine eher geringe Rolle spielt.

• *Ich weiß, daß sich mein Stoffwechsel verändert hat, weil ich Verstopfung habe*

Verstopfung wird nicht vom Stoffwechsel beeinflußt. Dieser bezeichnet nur die Schnelligkeit, mit der Ihr Körper Kalorien verbrennt.

Trotzdem fühlt man sich bei einer Verstopfung natürlich schrecklich aufgebläht, so daß es wohl besser ist, gleich entsprechende Maßnahmen zur Vermeidung dieses Problems zu treffen. Doch zuerst wollen wir sehen, wie es überhaupt dazu kommt.

Im gesunden menschlichen Darm findet sich eine Vielfalt nützlicher Bakterien, die den Verdauungsprozeß zum Abschluß bringen sollen. Viele dieser Bakterien, die so wichtig für unsere Gesundheit sind, werden von Chemikalien in unserem Essen wie Antibiotika und Steroiden zerstört. Auch das Gift Nikotin hat denselben Effekt. Das würde beim Raucher unweigerlich zu Verstopfung führen, hätte das Nikotin nicht ebenso die Eigenschaft, die Eingeweide zu stimulieren, so daß dieses Problem sich erst bemerkbar macht, wenn er das Rauchen aufgibt.

Gegen Verstopfung gibt es heutzutage gute, wirkungsvolle Medikamente, so daß Sie nicht zu alten Hausmitteln greifen müssen, die in der Wirkung ziemlich heftig sein können. Bitten Sie Ihren Arzt um Rat, fragen Sie den Apotheker oder suchen Sie Rat bei Sachverständigen für chinesische Medizinkräuter.[13]

• *Ich scheine ein orales Bedürfnis zu haben*

Dies sagte neulich ein Kursteilnehmer zu mir, und so brachten wir einige Zeit damit zu, herauszufinden, was er damit gemeint hatte. Heraus kam, daß er glaubte, eine jener Personen zu sein, die irgend etwas im Mund haben müssen, seien es nun Zigaretten oder etwas zu essen. Er meinte: »So bin ich eben.« Sollten Sie von sich dasselbe glauben, wen machen Sie dafür eigentlich verantwortlich: das Schicksal, Ihre Gene, Ihre Erziehung?

Jüngste Forschungen ergaben, daß es tatsächlich vererbbare Gene gibt, die uns anfälliger für alle möglichen Süchte machen.

Es liegt jedoch immer noch an uns, ob wir diese Süchte zum Ausbruch kommen lassen oder, wenn das bereits der Fall ist, ob wir sie unter Kontrolle bekommen.

Ich meine jedoch, daß das »orale Bedürfnis«, das dieser Kursteilnehmer empfunden hat, nichts weiter ist als die Erinnerung daran, daß er sein Verlangen zu rauchen etwa 40mal am Tag und das über 40 Jahre lang befriedigt hat. (Bei ca. 10 Zügen pro Zigarette hat er sein »orales Bedürfnis« ungefähr 400mal pro Tag verstärkt.)

Vielleicht möchten Sie ja auf Seite 100 über das Phänomen der oralen Belohnung nachlesen.

Entschuldigungen, auf die Sie achten sollten

● *Sobald ich aufhöre zu rauchen, habe ich eben einen gesunden Appetit*

Diese Illusion wird häufig noch verstärkt durch das Gefühl erhöhter Lebensfreude und gesteigerter Geschmacks- und Geruchsempfindungen, nachdem Sie aufgehört haben. Aber nur weil Sie das Gefühl haben, über ungeheure Mengen Energie zu verfügen, und das Essen Ihnen einfach besser schmeckt, müssen Sie noch lange nicht ungeheure Portionen zu sich nehmen!

Sie haben keinen »gesunden« Appetit: Sie haben einen suchtgesteuerten Appetit. Es gibt keinen Grund, weshalb Sie mehr Nahrung als früher brauchen sollten, weil Sie das Rauchen aufgegeben haben. Wenn überhaupt, dann müßten Sie weniger essen, da Rauchen eine Menge Vitamine zerstört.

In einigen wenigen Fällen essen Raucher zu wenig und haben deshalb Untergewicht. In diesem Fall wird ein wirklich gesunder Appetit wieder hergestellt, sobald Sie mit dem Rauchen aufgehört haben. Trotzdem ist es klug, im Hinblick auf eventuelle Ersatzbefriedigungen mittels Suchtessen sehr vorsichtig zu sein.

● **Wenigstens rauche ich nicht**

Auf diese Art und Weise wird eine entsprechende Ersatzbefriedigung sehr häufig mit dem Verstand gerechtfertigt. Hin und
wieder ein paar Kleinigkeiten zu viel zu essen scheint das kleinere Übel, wenn man sich wenigstens nicht zu Tode raucht.

Doch Ersatzbefriedigungen sind leider nur kurzfristige Lösungen, die auf Dauer eher Probleme schaffen. Und eines dieser
Probleme ist, daß die Gefahr besteht, als Raucher rückfällig zu
werden, entweder aufgrund der unkontrollierten Gewichtszunahme oder weil der unterdrückte Wunsch zu rauchen niemals
richtig aufgearbeitet wurde und man nicht gelernt hat, damit
umzugehen – oder beides.

● *Ich weiß, daß ich nicht aufs Essen ausweiche, weil meine*
Sachen mir immer noch passen

Hier kommt es natürlich sehr auf Sie, Ihre Kleidergröße und den
Stil Ihrer Sachen an, aber Sie können durchaus mehr als sechs
Kilo zunehmen, bevor Sie das auch nur bemerken. Unglücklicherweise setzen sich die meisten Menschen erst dann ernsthaft
mit dem Problem der Ersatzbefriedigung auseinander, wenn sie
sich darüber ärgern, daß sie zugenommen haben.

Das verzögert das ganze Problem ein bißchen. Daher sollten
Sie, wenn Sie es so gemacht haben, darauf gefaßt sein, daß Ihr
Wunsch zu rauchen wieder stärker fühlbar wird, sobald Sie Ihre Ersatzbefriedigungsstrategien fallen lassen. Wenn Sie nämlich
weniger essen, wird Ihr Verlangen nach einer Zigarette nicht
mehr länger unterdrückt.

● *Ich nehme später ab*

Falls Sie das nicht wissen sollten: Es ist tatsächlich sehr viel einfacher, gleich das Zunehmen zu verhindern. Unser Gewicht zu
halten ist für die meisten von uns schon schwierig genug, aber
ein paar Pfunde zu verlieren dauert fast Ewigkeiten.

Nehmen wir einmal an, Sie halten Ihr Gewicht, wenn Sie etwa 1500 Kalorien am Tag zu sich nehmen. Dann hören Sie auf

zu rauchen und wenden sich Ihrer Ersatzbefriedigung Essen zu.
So nehmen Sie zwei Wochen lang etwa 1750 Kalorien pro Tag zu
sich. Nachdem Sie drei Kilo zugenommen haben, beschließen
Sie, mit dem vielen Essen aufzuhören und gehen auf 1500 Kalorien am Tag zurück, auf die Menge, die Sie vor dem Aufhören
konsumiert haben. Doch das ist nur die Kalorienzahl, mit der Sie
Ihr Gewicht halten. Ihre Extra-Pfunde, die Sie während der
zwei Wochen zugenommen haben, verlieren Sie nur, wenn Sie
sich noch weiter einschränken.

Außerdem bleibt während der Zeit, in der Sie Ihre Zigaretten
durch Essen ersetzen, die Frage bestehen, ob Sie überhaupt in
der Lage sind, Ihr Eßverhalten ohne Zigaretten zu kontrollieren. Stellen Sie sich aber dem Entwöhnungsprozeß, indem Sie
die Kontrolle über Ihr Verlangen zu rauchen übernehmen und
sich nicht mit etwas anderem trösten, dann machen Sie für sich
selbst klar, daß Sie sowohl Ihr Essen als auch Ihr Rauchen unter
Kontrolle halten können. Früher oder später werden Sie sich sowieso mit diesem Thema auseinandersetzen müssen, wenn Sie
nicht übergewichtig werden wollen. Es ist sehr viel einfacher, es
gleich zu Anfang anzugehen. Dann lernen Sie nämlich, Ihr
suchtgesteuertes Verlangen zu akzeptieren und es zu entschärfen statt zu verstärken.

• *Ich muß rauchen, sonst werde ich zum Suchtesser*
Es mag hilfreich für Sie sein, herauszufinden, welches Ihre
»Lieblingsdroge« ist, d.h. welcher Sucht Sie vorzugsweise nachgeben. Zu diesem Zweck sollten Sie sich folgende Frage stellen:
Wenn ich gerade noch genug zu essen hätte, um mich am Leben
zu halten, und die Wahl hätte, ohne negative Konsequenzen
einer einzigen Sucht ungehindert frönen zu können, welche
von den beiden wäre es? Für viele Raucher wäre die Antwort
ganz klar: Zigaretten. Andere hingegen würden das Essen
wählen.

Wenn Ihre Antwort »Essen« lautete, dann sehen Sie sich vielleicht mehr als Suchtesser, der raucht, um seine Eßgewohnhei-

ten unter Kontrolle zu behalten, und weniger als Raucher, der sich beim Versuch, das Rauchen aufzugeben, mit Essen tröstet.

Mit Suchtessen meine ich hier alles, ob vollwertige Ernährung oder nicht, was Sie über das Maß dessen zu sich nehmen, das nötig ist, um Sie gesund zu erhalten. Nach dieser Definition ist jeder, der Übergewicht hat, ein Suchtesser. Wenn Sie nur ein bißchen Übergewicht haben, haben Sie dieser Sucht nur wenig gefrönt. Doch viel Übergewicht bedeutet auch, daß Sie häufig suchtgesteuert essen.

Suchtgesteuertes Essen hat mit dem Rauchen viel gemeinsam, und viele der in diesem Buch dargestellten Prinzipien lassen sich auf beide Suchtformen anwenden. Wie beim Rauchen gibt es auch hier ein Suchtverlangen, das in verschiedenen Reizsituationen automatisch hervorgerufen wird. Es ist auch wahrscheinlich, daß Sie bestimmte Nahrungsmittel für verboten halten und daher Verlustgefühle haben, wenn Sie sie nicht zu sich nehmen. Und wie ein Raucher so hat auch ein Suchtesser eine Menge wohlbekannter Ausreden parat, mit denen er sein Suchtverlangen rechtfertigen kann.

Jeder Mensch, der seiner Sucht nachgibt, hat angeblich gute Gründe dafür. Wenn Sie dazu neigen, suchtgesteuert zu essen, verfügen Sie sicher über eine schöne Bandbreite an Ausreden für Ihr übermäßiges Essen: Ich verdiene es, es hilft mir, mit allem besser fertig zu werden, es beruhigt mich, tröstet mich, etc. Nachdem Sie das Rauchen aufgegeben haben, kommt noch eine weitere plausible Entschuldigung hinzu: »Immerhin habe ich gerade mit dem Rauchen aufgehört.«

Diese Entschuldigung kann auch andere Formen annehmen: »Jeder weiß doch, daß der Appetit wächst, wenn man aufhört zu rauchen. Ist doch klar, daß ich mehr essen muß.« Oder: »Ich habe eine Halsentzündung/einen trockenen Mund/so einen schlechten Geschmack im Mund. Ich brauche Hustenpastillen/Weingummi/Pfefferminzdrops.« So rechtfertigen Sie es, wenn Sie mehr Nahrung zu sich nehmen.

Wenn Sie das Rauchen aufgeben, sollten Sie nicht versuchen,

auch Ihr übermäßiges Essen einzustellen: Achten Sie nur darauf, daß es nicht mehr wird, weil Sie sich eine Ersatzbefriedigung gönnen wollen – aus welchen Gründen auch immer.

Wenden Sie nur einfach dieselbe Technik an: Entscheiden Sie sich, Ihr Verlangen zu akzeptieren, indem Sie die vier Schritte durchgehen, die wir weiter vorn in diesem Kapitel erklärt haben.

Achten Sie darauf, daß Sie sich immer an Ihre Freiheit der Wahl erinnern. Der überwältigende Zwang zu essen – das Gefühl, dazu getrieben zu werden – wurzelt immer in einem Gefühl des Verzichten-Müssens. Vergessen Sie also nicht, daß Sie alles essen können, was Sie möchten! Sie haben die Freiheit, Ihr ganzes Leben lang zuviel zu essen. Natürlich müssen Sie die Konsequenzen tragen, wenn Sie das tun, aber es gibt einfach keine Regeln und Einschränkungen, vor allem nicht, was Ihre Verantwortung für Ihre eigenen Taten angeht.

Eines allerdings ist völlig sicher: Sie werden Ihre Neigung zum Suchtessen niemals in den Griff bekommen, solange Sie noch rauchen. Sie erzeugen eine machtvolle Nikotinsucht und halten sie aufrecht. Und Sie lernen nicht, wie Sie Ihr suchtgesteuertes Verlangen nach Essen unter Kontrolle bekommen können. Wenn Sie erst einmal jahrelang geraucht haben und beide Süchte fest in Ihrem Leben verankert sind, kann das Rauchen als Kontrollmittel für das Essen an Macht verlieren: Sonst gäbe es nämlich keine übergewichtigen Raucher.

- *Gut, ich suche nach Ersatzbefriedigung, aber zumindest weiß ich das*

Diesen Satz habe ich oft von Kursteilnehmern gehört, die glauben, daß die bewußte Entscheidung für die Ersatzbefriedigung das Problem entschärft. Dies trifft aber nicht zu.

• *Jedesmal wenn ich esse, kommt es mir so vor, als würde ich statt dessen mein Verlangen nach einer Zigarette befriedigen. Ist das Ersatzbefriedigung?*

Wenn Sie mit dem Rauchen aufgehört haben, wird Ihr Verlangen nach einer Zigarette am Anfang alles andere überlagern. Daher kann es schon vorkommen, daß Sie glauben, Sie würden dieses Verlangen befriedigen, wenn Sie auch nur die geringste Kleinigkeit essen oder trinken.

Aus diesem Grund ist es so wichtig, wirklichen Ersatzbefriedigungen mit folgender Frage auf den Grund zu gehen: »Würde ich das tun, wenn ich nicht aufgehört hätte zu rauchen?« Fragen Sie nicht, ob Sie tatsächlich Hunger haben, denn auch das Verlangen nach einer Zigarette kann sich wie Hunger anfühlen. Andererseits könnten Sie auch tatsächlich Hunger haben, weil es gerade Mittagszeit ist. Fragen Sie sich auch nicht, ob Sie wirklich essen oder wirklich rauchen wollen, denn vermutlich wollen Sie entweder das eine oder das andere oder beides zur selben Zeit.

Ihr Verlangen nach einer Zigarette kann natürlich verschwinden, während Sie essen. Aber ebenso verschwindet es, wenn Sie zum Beispiel Tennis spielen. Wenn Sie das normalerweise auch tun, handelt es sich auch nicht um eine Ersatzbefriedigung. Achten Sie nur darauf, daß Sie Ihr Verlangen zu rauchen als solches erkennen und akzeptieren, wenn es wieder auftaucht, sobald Sie Ihre Mahlzeit oder Ihre sportlichen Aktivitäten beendet haben – was ja ziemlich wahrscheinlich ist.

• *Kann man denn nicht Zimtpastillen, Kaugummi oder Wasser als Zigarettenersatz benutzen?*

Das Problem der Ersatzbefriedigung hat ja nicht nur etwas mit einer eventuellen Gewichtszunahme zu tun: Es geht vor allem um die Entscheidung, Ihr Verlangen nach einer Zigarette zu nähren, statt es einfach zur Kenntnis zu nehmen. Gleichgültig ob das Verlangen in der Folge unterdrückt wird oder nicht, die Ersatzbefriedigung verstärkt in jedem Fall den Wunsch zu rauchen und/oder zu essen.

Es ist ein Fehler zu glauben, daß Sie das Verlangen punktuell mit einem Ersatz befriedigen können. Wenn Sie damit anfangen – und sei es nur mit einer Tasse Tee oder einem Stück Obst –, *dann setzen Sie die Ersatzbefriedigung als einen für Sie gangbaren Weg ein.* Wenn dann Ihr suchtgesteuerter Appetit stärker wird, werden Sie ihn mit allem befriedigen, was gerade zur Verfügung steht, gleichgültig ob Sie jetzt an der Salatbar stehen oder beim Bäcker. Das trifft vor allem dann zu, wenn Ihre Eßgewohnheiten ohnehin schon Suchtcharakter haben.

- *Sollte ich nicht mehr Gymnastik treiben, wenn ich aufgehört habe, zum einen, um meinen Grundumsatz anzuheben, zum anderen, um Verstopfung vorzubeugen?*

Auch wenn Sie diese Entscheidung in lauterster Absicht getroffen haben, so kann sie Ihren Entwöhnungsprozeß doch auf dreierlei Art und Weise sabotieren:

Erstens kann Ihre Fähigkeit, das Rauchen auf Dauer sein zu lassen, nur zu leicht mit dieser neuen Gewohnheit unlösbar verquickt werden. Jemand der nicht raucht, sollte in Ihren Augen wohl fit, energiegeladen und ganz allgemein auf der Höhe der Dinge sein. Sobald Sie sich dann einmal nicht ganz so super und motiviert fühlen, ist die Wahrscheinlichkeit, daß Sie rückfällig werden, groß.

Zweitens könnte die Zeit, die Sie für Ihre körperliche Bewegung vorsehen, durchaus die Zeit sein, zu der Sie früher geraucht haben. Das würde aber bedeuten, daß Sie zu diesem Zeitpunkt Ihrem Verlangen nach einer Zigarette ausweichen. Sie werden feststellen, daß es einen enormen Unterschied macht, wenn Sie die Grundtechnik anfangs wirklich bei *jeder* Gelegenheit einsetzen.

Drittens liefert Ihnen das Mehr an körperlicher Bewegung eine hervorragende Ausrede für eine Ersatzbefriedigung mit Essen, da Sie sich ja vor einer Gewichtszunahme nicht fürchten müssen. Aber denken Sie daran, daß Ersatzbefriedigung nicht nur ein Gewichtsproblem ist, es ist die Befriedigung des Suchtverlangens, die problematisch ist. Ich schlage Ihnen vor, während der ersten beiden Wochen nach dem Aufhören Ihren gewöhnlichen Tagesablauf beizubehalten.

• *Ich esse schon seit Jahren tagsüber Pfefferminzdrops, weil ich in der Arbeit nicht rauchen darf. Soll ich diese weglassen, wenn ich das Rauchen aufgebe?*
Nein. Kümmern Sie sich nicht um Dinge, an die Sie sich bereits als Ersatz für Zigaretten gewöhnt haben. Haben Sie nur ein Auge darauf, daß die Menge während des Entwöhnunsprozesses nicht steigt. Wenn Sie normalerweise Popcorn essen, wenn Sie im Kino sind, dann fahren Sie ruhig damit fort, auch wenn Sie es eigentlich nur angefangen haben, weil Sie im Kino nicht rauchen dürfen.

• *Wenn ich rauche, frühstücke ich nicht (oder ich lasse Mittag- oder Abendessen sein). Bedeutet das, daß ich nie mehr wieder drei Mahlzeiten zu mir nehmen darf, wenn ich das Rauchen aufgegeben habe?*
Ich empfehle Ihnen, daß Sie sich zumindest während der ersten Woche nach dem Aufhören zu dieser Zeit mit Ihrem Verlangen zu rauchen auseinandersetzen und überhaupt nichts als Ersatzbefriedigung zu sich nehmen (bzw. nicht mehr als sonst). Danach sollten Sie ruhig etwas essen. Denken Sie jedoch daran, daß Sie unweigerlich zunehmen werden, wenn Sie – aus welchen Gründen auch immer – jeden Tag etwas mehr essen, als Sie gewohnt sind. Wenn Sie früher nur eine Mahlzeit pro Tag zu sich genommen haben, dann können Sie die darin enthaltenen Nährstoffe über den ganzen Tag verteilen und öfter kleinere Portionen essen. Führen Sie diese Veränderung erst ein, wenn Sie eine Woche lang Ihrem gewohnten Tagesablauf gefolgt sind, so ist die Gefahr geringer, daß Sie damit eine neue Sucht fördern.

• *Hilft es mir, wenn ich statt der Zigaretten Nikotinkaugum-mi nehme?*

Ich habe das Wort »Ersatz« für etwas gebraucht, das Sie anstelle von Nikotin konsumieren bzw. tun statt zu rauchen. In diesem Sinne ist ein Nikotinkaugummi auch keine Ersatzbefriedigung: Es ist einfach ein anderer Weg, diese Droge zu konsumieren.

Ich befürworte Nikotinkaugummi nicht, doch wenn Sie ihn nehmen wollen, würde ich vorschlagen, daß Sie ihn nur dann nehmen, wenn Sie rauchen wollen, und dann nach einer Weile versuchen, mit der in diesem Buch beschriebenen Technik ganz auf das Nikotin zu verzichten. Der ganze Prozeß dauert dann nur etwas länger.

Mehrere wissenschaftliche Studien haben gezeigt, daß Nikotinkaugummi für sich genommen nicht besonders wirksam ist und nur bescheidene Dauererfolge verzeichnet, wenn sein Konsum von regelmäßigen Gruppensitzungen begleitet ist. Einige Menschen, die ihn trotzdem benutzen und das Rauchen vollständig eingestellt haben, sind nach dem Kaugummi süchtig geworden. Der weitaus größte Teil wird allerdings innerhalb eines Jahres wieder rückfällig.[14]

Obwohl das Kauen von Nikotinkaugummi sicherlich weniger gefährlich ist als Rauchen, ist Nikotin in jeder Form ein Risikofaktor, vor allem für Herz, Kreislauf und Magen. Außerdem hat Nikotinkaugummi auch häufig Nebenwirkungen, zum Beispiel Verdauungsstörungen, Übelkeit, Erbrechen und Aufstoßen.

Wenn Sie Nikotinkaugummi oder Nasenspray mit Nikotin bereits benutzen – ob Sie diese Dinge nun zusammen mit Zigaretten oder nur für sich einsetzen –, können Sie die Sätze der Grundtechnik abwandeln, um mit Ihrem Verlangen nach Nikotin egal in welcher Form umgehen zu lernen.

Wenn Sie unbedingt irgendeine Form von Nikotinersatzstoffen einsetzen wollen, solange Sie mit diesem Buch arbeiten, würde ich Ihnen Nikotinpflaster empfehlen, da es das Nikotin auf passive Weise in Ihren Körper bringt. In anderen Worten: Dabei müssen Sie nicht etwas essen, kauen, sprühen oder rauchen, sobald Sie Ihr Verlangen nach einer Zigarette verspüren. Auf diese Weise können Sie sich mit diesem Buch der Sucht im Kopf widmen, während das Pflaster dafür sorgt, daß alle körperlichen Nebenwirkungen abgedämpft werden.

- *Bedeutet das, daß ich weder rauchen noch essen darf?*
Das Gefühl des Verzichts ist es, das der Ersatzbefriedigung zugrunde liegt. Wenn Sie glauben, daß Sie nicht rauchen dürfen, ist die Wahrscheinlichkeit größer, daß Sie zum Trost essen wollen, um sich für das Opfer, das Sie in Ihrer Vorstellung bringen, zu belohnen. Wenn Sie nun auch noch glauben, daß Ihnen kein Ersatz erlaubt ist, werden Sie sich wahnsinnig leid tun, bis Sie beschließen zu rebellieren, indem Sie essen oder rauchen – oder beides!

Hier hilft es, sich daran zu erinnern, daß Sie ja nicht die Nahrungsmittel streichen, die Sie am meisten lieben, wenn Sie mit dem Rauchen aufhören: Sie achten nur einfach darauf, daß Sie nicht mehr essen und trinken als üblich, damit Sie Ihren Wunsch zu rauchen noch erkennen, behandeln und ihn weiterhin akzeptieren können. Und nicht vergessen: Von all dem, was hier steht, *müssen* Sie gar nichts tun!

Der Wert des Willkommen-Heißens

Sehr wahrscheinlich haben Sie Ihren suchtgesteuerten Hunger in der Vergangenheit schon des öfteren mit einer Zigarette befriedigt. Sie haben sich angewöhnt, zu rauchen statt zu essen, und daher kann es leicht geschehen, daß Sie ins Suchtessen zurückfallen, wenn Sie aufhören zu rauchen. Der Wunsch zu rauchen und der Wunsch zu essen werden unentwirrbar miteinander verflochten, austauschbar, so daß Sie sie am Ende nicht mehr voneinander unterscheiden können.

Das bedeutet für Sie, daß Sie – vorausgesetzt, Sie wollen das Rauchen aufgeben ohne zusätzliche Pfunde – sich bewußt dafür entscheiden, Ihr suchtgesteuertes Verlangen nach Essen zuzulassen.

Für den Anfang heißt das: Je deutlicher Sie sich Ihres Wunsches zu essen bewußt sind, um so leichter wird es sein, ihn zu kontrollieren. Trotzdem müssen Sie nicht für den Rest Ihres Lebens auf eventuelle Ersatzbefriedigungen achten. Der Schatten der zusätzlichen Pfunde hängt immer über uns, auch über den Rauchern. Doch die Gefahr der Ersatzbefriedigung macht sich am stärksten in der ersten Zeit nach dem Aufhören bemerkbar, wenn auch das Suchtverlangen auf seinem Höhepunkt ist.

Ich habe nicht zugenommen, als ich mit dem Rauchen aufgehört habe, und obwohl mein Gewicht über die Jahre durchaus schwankte, war das nicht mehr als zu meiner Zeit als Raucherin. Meiner persönlichen Erfahrung zufolge – sowohl als Ex-Raucherin wie auch als Person, die dazu neigt, hin und wieder zu viel zu essen – wird Suchtessen durch das Rauchen auf lange Sicht noch verschlimmert. Kurzfristig scheint es vielleicht eine gute Lösung zu sein, statt eines Snacks auf eine Zigarette mit null Kalorien zurückzugreifen, doch in gewissem Sinne verstärken Sie damit nur dasselbe Suchtverlangen.

Hören Sie jedoch auf, vor Ihrer Sucht wegzulaufen, und versuchen statt dessen, sich Ihrem Verlangen zu stellen und darauf einzugehen, werden Sie am Ende die Erfahrung machen, daß vieles in Ihrem Leben plötzlich besser funktioniert.

Und darin liegt der wahre Wert dieser Übung: Sie lernen nämlich nicht nur, Ihr Rauchen unter Kontrolle zu bekommen. Wenn Sie Ihr Suchtverlangen nach einer Zigarette bedingungslos akzeptieren, haben Sie es nicht mehr nötig, es mit anderen zwanghaften Verhaltensweisen zu überdecken.

Wenden Sie diese Technik an, wenn Sie aufhören zu rauchen, dann wird sich Ihre Gewichtszunahme – falls es überhaupt eine gibt – in Grenzen halten. Denken Sie einfach an das, was Nathaniel Branden schreibt: » ... das, was die meisten von uns aufbringen müssen, ist der Mut, Erfolg ohne Selbstsabotage so lange zu tolerieren, bis wir die Furcht davor verlieren und merken, daß er uns nicht vernichtet (und auch nicht schwinden muß).«

In anderen Worten

CATHY: Ich wiege jetzt etwa 62 kg und habe nicht zugenommen, seit ich das Rauchen aufgegeben habe. Ich erinnere mich daran, daß ich in den ersten Tagen größeren Appetit hatte und dabei mit der Frage arbeitete: »Würde ich das auch essen, wenn ich noch rauchen würde?« Ohne diese Technik hätte ich vermutlich sehr viel mehr gegessen. An einem bestimmten Tag zum Beispiel ging mir eine Tafel Schokolade, die ich im Kühlschrank hatte, überhaupt nicht mehr aus dem Kopf. An diesem Tag habe ich die Sätze der Grundtechnik ziemlich oft vor mich hingesagt. Es war nicht leicht, aber ich ließ mich nicht entmutigen und so wurde ich damit fertig. Wenn ich mich heute an diesen Tag erinnere, sehe ich, daß dies ein bedeutsamer Wendepunkt war. Ich habe danach noch öfter das Verlangen nach einer Zigarette empfunden, aber ich wußte, daß es meine Entscheidung war. Es war ganz allein meine Sache. Ich liebe das Wissen um diese Kraft und habe bis jetzt, fast drei Jahre später, nicht geraucht. Die Full-Stop-Methode ist wirklich eines der besten Dinge, die ich jemals für mich selbst getan habe.

Endlich Schluß mit dem Rauchen

> » Menschen, die Ihren Geist nicht regelmäßig jä-
> ten, laufen Gefahr, ihn unter einem Wust von
> Nesseln zu verlieren.«
>
> *Horace Walpole*

Wenn Sie das Rauchen aufgeben, müssen Sie damit rechnen, ein paar Tage lang unter körperlichen und geistigen Entzugserscheinungen zu leiden. Vorausgesetzt, Sie gehen richtig damit um, wird ihr Verlangen nach einer Zigarette danach immer geringer werden. Zuerst taucht es einfach weniger häufig auf, so daß die Räume zwischen den Augenblicken, in denen Sie das Verlangen fühlen, anwachsen. Nach etwa einer Woche nimmt es aber auch an Intensität ab. Ihre Empfindungen werden dann eher wie besonders suggestive Gedanken sein.

Ihre Fähigkeit, das Verlangen zu akzeptieren, hängt ganz wesentlich von Ihrem Glauben ab, wie schnell es verschwinden wird. Ein paar Wochen des Nichtrauchens können wie Jahre anmuten, so daß es sinnvoll ist, eine Perspektive zu schaffen. Stellen Sie sich also darauf ein, daß die Anzahl der *Tage*, an denen Ihr Verlangen stark bleibt, der Anzahl der *Jahre* entspricht, in denen Sie geraucht haben. Wenn Sie es so betrachten, dann ist das Unangenehme Ihrer Situation sicher leichter zu verstehen.

Seien Sie auf jeden Fall vorsichtig mit Vergleichen zwischen dem Rauchen und anderen Süchten, die Sie möglicherweise bereits besiegt haben. Das Besondere – und daher auch Schwierige – beim Rauchen ist, daß es so vollkommen in Ihren Alltag integriert ist und über viele Jahre hinweg immer wieder verstärkt wurde. Deshalb ist das Verlangen nach Zigaretten meist wesentlich hartnäckiger als fast alle anderen Süchte.

Wenn Sie also aufhören zu rauchen, sollten Sie das Verlangen, das Sie jetzt erleben, als Endergebnis all der Zigaretten sehen, die Sie jemals geraucht haben.

Je mehr Sie geraucht haben, um so hartnäckiger wird Ihr Verlangen sein. Aus genau diesem Grunde wird es nicht einfacher werden, mit dem Rauchen aufzuhören, wenn Sie jetzt weitermachen. Und deshalb ist es am besten, wenn Sie es so früh als möglich abstellen.

Das Verlangen nimmt ab

Während der ersten Tage, wenn das Verlangen noch mehr oder weniger ständig spürbar ist, müssen Sie einen gangbaren Weg finden, um auf Ihren Wunsch zu rauchen eingehen zu können, aber nicht ständig daran denken zu müssen. Sobald das Verlangen dann geringer wird, müssen Sie die Grundtechnik nur noch dann einsetzen, wenn Sie feststellen, daß es wiedergekehrt ist – in diesem Fall aber sobald als möglich.

Nach ein paar Wochen spüren Sie Ihr Verlangen nach einer Zigarette jeden Tag nur noch ein paarmal und höchstens ein paar Minuten lang. Doch auch in dieser Phase ist es wichtig, sich damit auseinanderzusetzen, sobald es auftaucht; sonst laufen Sie Gefahr, in alte suchtgesteuerte Denkgewohnheiten zurückzufallen.

Eine in diesem Stadium häufig gestellte Frage ist: »Woher weiß ich, ob das Verlangen wirklich abnimmt oder ob ich es nur unterdrücke?« Um das zu beantworten, müssen Sie Ihre Einstellung gegenüber Ihrem Wunsch zu rauchen überprüfen.

Sie können sicher sein, daß Sie Ihr Verlangen nicht unterdrücken, wenn Sie diese Erfahrung wirklich willkommen heißen können. Das bedeutet, daß Sie sich der Erfahrung öffnen und zulassen, daß Sie sie wirklich fühlen. Das Verlangen ist vielleicht nicht mehr sehr stark, und es dauert wahrscheinlich auch nicht mehr besonders lange, aber wenn Sie wirklich bereit sind, es zu spüren, dann unterdrücken Sie es nicht.

Während der ersten Wochen der Entwöhnung können Sie damit rechnen, daß Sie einige Male mit einem besonders starken

Wunsch nach einer Zigarette konfrontiert werden, denn Sie werden sich einer Reihe von »ersten Malen« ausgesetzt sehen. Mit »erstem Mal« meine ich, daß Sie zum ersten Mal in eine bestimmte Situation geraten, in der Sie früher geraucht haben. Da gibt es eine unmittelbare Verbindung zu dem Gedanken ans Rauchen, die ein starkes Verlangen entstehen läßt.

Wenn Sie gerade erst mit dem Rauchen aufgehört haben, erleben Sie diese »ersten Male« in schneller Abfolge: das erste Mal, daß Sie eine Mahlzeit beenden, von der Arbeit nach Hause gehen, ans Telefon gehen, auf dem Sofa sitzen und fernsehen – ohne Zigarette. Später kommen diese »ersten Male« nicht mehr so häufig vor, können aber immer noch erstaunliche Kräfte besitzen: das erste Mal, daß Sie sehr wütend oder enttäuscht sind, einen Freund besuchen, der noch raucht, oder einen Ort aufsuchen, an dem Sie früher immer geraucht haben.

Wenn das Verlangen schwächer wird, werden Sie feststellen, daß die hartnäckigere Form meist in Zusammenhang mit bestimmten Situationen auftaucht. Bei einigen Menschen ist das Verlangen am Morgen gleich nach dem Aufwachen am stärksten, bei anderen spät in der Nacht. Einige verspüren ihren Wunsch zu rauchen am heftigsten, wenn sie sich entspannen, andere dann, wenn sie abends mit Freunden unterwegs sind. Wieder andere haben das stärkste Bedürfnis zu rauchen während der Arbeit.

Nach einer Weile jedoch ist auch der Großteil dieser Assoziationen geschwunden und Ihr Verlangen nach einer Zigarette macht sich in diesen bestimmten Situationen, wenn überhaupt, nur noch selten bemerkbar. Es kann sogar vorkommen, daß Sie an eine gerade überstandene Krise denken und sich im nachhinein wundern, daß Sie *nicht* den Wunsch hatten, sich eine Zigarette anzuzünden.

Ich verspüre mein Verlangen zu rauchen am häufigsten, wenn ich mit guten Freunden zusammen bin, die rauchen. Jetzt nach 16 Jahren Nichtraucher-Dasein ist es jedoch so selten geworden, daß ich es zum letzten Mal vor ein paar Monaten bei einer

Abendgesellschaft gespürt habe. In diesem Moment dachte ich, daß es ungeheuer angenehm sein müßte, jetzt eine Zigarette zu rauchen.

Dieser Wunsch zu rauchen dauerte etwa 30 Sekunden. Ich hieß dieses leicht unangenehme Gefühl willkommen und hielt mir vor Augen, daß ich meinen verbesserten Gesundheitszustand und das Mehr an Energie, die ich durch das Nichtrauchen gewonnen habe, vorziehe und daß ich es wirklich schätze, von der Zwanghaftigkeit und Getriebenheit frei zu sein, die jede Abhängigkeit von dieser Droge auszeichnet.

Ich weiß, daß ich gegen die Sucht nicht immun bin und daß ich jederzeit rückfällig werden kann. Und ich bin ziemlich sicher, daß ich meine Lebensqualität nicht einmal für einen einzigen Zug riskieren würde. Das ist es nicht wert!

Raucher rauchen

Sie sollten sich darauf einstellen, daß Sie den Wunsch zu rauchen dann verspüren, wenn Sie andere Menschen rauchen sehen. Die Gesellschaft anderer Raucher bringt einige der hartnäckigsten Gedanken ans Rauchen hervor. Gehen Sie mit diesen Situationen sehr vorsichtig um, denn wenn Sie andere Menschen rauchen sehen, fallen Ihnen wahrscheinlich auch ein paar Ihrer Lieblingsillusionen in bezug auf das Rauchen ein: »Sie rauchen ja nur ein paar Zigaretten.« Oder: »Sie tun es, weil es Spaß macht.« Und: »Es schadet ja nicht.« Wenn Sie Raucher beneiden, denken Sie immer daran, daß Sie jederzeit wieder anfangen können, doch bedenken Sie auch, wie die Wahrheit hinter diesen Selbsttäuschungsmechanismen aussieht. Zunächst rauchen Raucher zwar immer nur eine Zigarette auf einmal, doch diese Zigarette ist eben nur eine in einer Reihe von Hunderten, die sie jede Woche konsumieren. *Sie sehen Ihren Wunsch zu rauchen als das Verlangen nach einer einzigen Zigarette, doch in Wirklichkeit ist es das Verlangen nach Tausenden.*

Vielleicht wirken Raucher so, als würden sie ihre Zigarette genießen, doch höchstwahrscheinlich tun sie das nicht. Auf die eine oder andere Art sind sie gezwungen, immer weiter zu rauchen, weil sie sonst ein ungestilltes Bedürfnis zu rauchen hätten, das sie nicht akzeptieren können, weil sie dies nicht gelernt haben.

Und nicht nur das: Auch Raucher stehen kontinuierlich am Rande des Entzugs, sobald sie ihre Zigarette ausgemacht haben. Darüber hinaus gibt es noch die Dinge, die nicht auf den ersten Blick sichtbar sind: die Angst- und Schuldgefühle, mit denen Raucher leben, ihr sich ständig verschlechternder Gesundheitszustand, die fortlaufend gebrochenen Versprechen, damit aufzuhören, und der Verlust des Selbstwertgefühls.

Es ist wichtig, daß Sie Ihr Verlangen zu rauchen als das sehen, was es tatsächlich ist: die automatische, gewohnheitsmäßige Erinnerung an Ihre Sucht. Verwechseln Sie das nicht mit dem Wunsch, zu einem Leben als Raucher zurückzukehren.

Es liegt an Ihnen

Wenn Sie an diesem Punkt angelangt sind, aber mit dem Rauchen noch nicht aufgehört haben, denken Sie jetzt vielleicht: »Ist das alles?« Eine Reihe von Kursteilnehmern erzählte mir, daß sie, während sie meine Kurse besuchten, das Gefühl hatten, mehr zu wollen. Sie erzählten mir auch, sie hätten schließlich herausgefunden, daß sie wünschten, *jemand würde das Aufhören für sie übernehmen.* Was sie wirklich wollten, war, daß jemand ihnen sagte, daß sie aufhören sollten, oder sie auf andere Art veranlaßte, dies zu tun. Als ihnen dies bewußt geworden war, merkten sie auch, daß die erste Entscheidung, d.h. den Entwöhnungsprozeß aufzunehmen, letztendlich bei ihnen lag. Und als dieser Gedanke gleichsam an seinen Platz gerollt war, entschlossen sie sich, endlich mit dem Rauchen Schluß zu machen und zu lernen, wie sie Nichtraucher bleiben konnten.

Wenn Sie also jetzt mit dem Rauchen aufhören, dann schlage ich Ihnen vor, daß Sie für den Anfang dieses Buch einmal die Woche durchblättern und lesen. Danach sollten Sie es sich etwa einmal pro Monat zu Gemüte führen, bis Sie Ihr erstes Jahr als Nichtraucher hinter sich haben.

Das Rauchen aufzugeben ist kein Einzelschritt: es ist ein Prozeß von kleinen Schritten, mit denen Sie Ihren suchtgesteuerten Geist immer von neuem trainieren. Das braucht Zeit, und es ist anstrengend. Aber Sie haben alle Chancen der Welt, am Ende durchgehend erfolgreich zu sein. Je länger Sie nicht mehr rauchen und je mehr Sie die Techniken dieses Buches verinnerlichen, um so wahrscheinlicher wird es, daß Sie Erfolg haben werden.

Sie können Ihre Vergangenheit nicht auslöschen. Aber Sie können die Gegenwart in den Griff bekommen und auf diese Weise die Zukunft beeinflussen.

In anderen Worten

JIMMY: Ich habe zwischen meinem 15. und 40. Lebensjahr, also 25 Jahre lang, mehr als 40 Zigaretten täglich geraucht. Als ich noch Raucher war, meinten viele Leute: »Jimmy wird niemals aufhören zu rauchen« – mit genau diesen Worten.

Ich wollte auch gar nicht aufhören. Ich dachte mehr, ich müßte wohl. Ich überzeugte mich selbst davon, daß ich der »geborene Raucher« war, hatte aber immer mehr Angst vor Krankheiten.

Ich habe es mit Akupunktur versucht, mit Hypnose, mit Willenskraft allein, und hatte zeitweise auch Erfolg damit. Ein Jahr lang kaute ich Nikotinkaugummi. Ich rauchte zwar nicht, hatte aber einen Unterkiefer wie ein Ringer, und als ich mit dem Kaugummi aufhörte, rauchte ich schon nach ein paar Tagen wieder.

Die Full-Stop-Methode hingegen hat funktioniert. Nach über drei Jahren bin ich immer noch Ex-Raucher. Ich fühle mich immer noch frei, und das ist wundervoll.

Natürlich habe ich immer noch das Verlangen zu rauchen, und ich heiße es immer noch willkommen. Seit ich den Kurs beendet habe, gab es auch eine Reihe von Problemen in meinem Leben. In Krisenfällen finde ich einen Gedankengang besonders hilfreich: Wenn ich jetzt rauche, habe ich nur ein Problem mehr am Hals.

Aufhören nach Plan

Die Grundtechnik

Ich verspüre den Wunsch zu rauchen.
Ich habe die Freiheit zu rauchen.
Ein Zug, und ich werde rauchen.

Entweder:
Ich fange wieder an zu rauchen.

Oder:
Für den Moment entscheide ich mich, meinen Wunsch zu
rauchen einfach zur Kenntnis zu nehmen, um mir die
Vorteile des Nichtrauchens zu sichern.

Wählen Sie zuerst fünf Tage für Ihr Programm aus. Halten Sie Anfangs- und Enddatum Ihres Trainings bis hin zur genauen Uhrzeit schriftlich fest. Am Ende dieses Trainings steht der Zeitpunkt, an dem Sie mit dem Rauchen aufhören wollen.

Während dieser fünf Tage halten Sie sich an folgende Regeln:

- Sie setzen sich mit Ihrem Verlangen zu rauchen immer nur für diesen einen Augenblick auseinander. Sagen Sie sich einfach: »Ich habe den Wunsch zu rauchen und die Freiheit, es zu tun.« Entscheiden Sie sich dann, ob Sie rauchen oder Ihren Wunsch für den Moment einfach nur zur Kenntnis nehmen wollen.
- Wenn Sie beschließen, sich eine Zigarette anzuzünden, dann warten Sie, bis Sie das nächste Mal Lust haben zu rauchen, und treffen Sie dann wieder bewußt Ihre Entscheidung.
- Sorgen Sie dafür, daß Sie immer Zigaretten bei sich haben, möglichst in Sicht-, besser noch in Griffweite.

- Wenn das Verlangen zu rauchen Sie weniger häufig als sonst ankommt, versuchen Sie, es zu wecken. Je öfter Sie sich entscheiden, nicht zu rauchen, auch wenn Sie Lust dazu haben, um so besser wird es Ihnen gehen.
- Führen Sie keine Ersatzbefriedigungen ein. In diesem Stadium ist es besser zu rauchen, statt ein zusätzliches Problem zu schaffen, indem Sie mehr essen oder trinken.
- Behalten Sie Ihre Bemühungen für sich. Es hilft wirklich, wenn Sie die volle Verantwortung für das, was Sie tun, selbst tragen.
- Lassen Sie sich nicht entmutigen, wenn Sie trotzdem rauchen. Sie sind noch im Versuchsstadium.

Vielleicht haben Sie den Eindruck, alles, was Sie in dieser Übung lernen, sei, Ihren Griff zur Zigarette etwas hinauszuzögern. Sie haben recht! Hier geht es einzig darum, daß Sie sich eine gewisse Übung im Umgang mit Ihrem Wunsch zu rauchen antrainieren.

Wenn Sie sich dem Ende Ihres Trainingsprogramms nähern, sollten Sie sich dem Wortlaut unserer Grundtechnik zuwenden. Im wesentlichen kommt ja nur der eine Satz hinzu: »Ein Zug und ich werde rauchen.« Dieser markiert Ihren Übergang vom Training zum tatsächlichen Stop.

Sie haben die Wahl!

A »Ich habe die Freiheit zu rauchen, und ich rauche.«

Viele Raucher denken, daß alles schon getan ist, wenn sie aufhören zu rauchen – sie werden sich einfach nie wieder eine Zigarette anzünden. Doch diese Entscheidung, die so sehr den Charakter des »Für-immer-und-Ewig« trägt, würde sie mit dem Gefühl zurücklassen, auf etwas verzichten zu müssen. So als hätten sie damit auch ihre Freiheit zu rauchen (B) verloren. Daher rauchen sie weiter, um sich frei fühlen zu können.

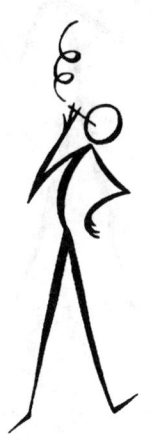

Je stärker ein Raucher glaubt »Ich muß unbedingt aufhören zu rauchen«, um so mehr wird es ihm als herber Verlust erscheinen, das Rauchen aufzugeben. Und um so intensiver sucht er nach Entschuldigungen, die ihm erlauben weiterzurauchen.

B »Ich habe die Freiheit zu rauchen verloren.«

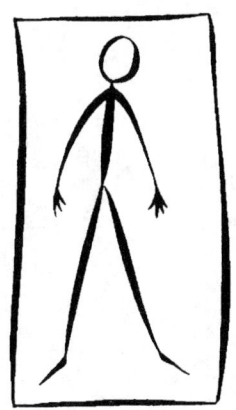

Wenn Sie leugnen, daß Sie jederzeit wieder anfangen könnten, nachdem Sie mit dem Rauchen aufgehört haben, werden Sie ganz sicher das Gefühl haben, auf etwas verzichten zu müssen. Sie kommen sich vor, als hätte jemand Sie eingesperrt und Ihnen alle Zigaretten weggenommen. (In diesem Fall hätten Sie tatsächlich keine Wahl.) Sie sind vielleicht wütend, verärgert, apathisch und fühlen sich wie auf der Streckbank, aber alles, was Sie wirklich wollen, ist, wieder frei zu kommen.

Mit dem Gefühl, auf etwas verzichten zu müssen, leben zu können ist tatsächlich sehr schwierig. Sie werden es also loswerden wollen, indem Sie entweder rauchen (A) oder Ihre Denkgewohnheiten ändern (C). Die Übung auf Seite 142 f. wird Ihnen bei der Umsetzung der zweiten Möglichkeit helfen.

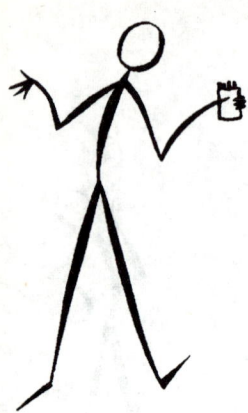

Sie können das Rauchen aufgeben, ohne irgendwelche Verlustgefühle zu haben, auch wenn Sie sich noch sehr gut an Zeiten erinnern, in denen das Rauchen Ihnen zu helfen schien und so angenehm war. Sorgen Sie dafür, daß Sie immer Zigaretten bei sich haben, so daß Sie auch wirklich glauben können, daß die Entscheidung nur bei Ihnen liegt. Erzählen Sie niemandem, daß Sie aufgehört haben, und wenn jemand fragt, lassen Sie ihn Ihre Zigaretten sehen und sagen Sie irgend etwas Unverbindliches wie: »Ich rauche später eine.« So können Sie Ihre Freiheit zu rauchen deutlich spüren und schalten mögliche Verlustgefühle aus.

Es tritt etwas ein, das Sie geistig mit dem Rauchen einer Zigarette assoziieren.

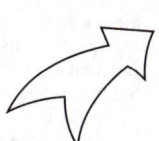

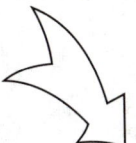

Daraufhin sagen Sie sich, wie gut die Zigarette Ihnen doch in dieser Situation geholfen hat.

Dies wird nun zur sich bewahrheitenden Prophezeiung: Die ursprüngliche Assoziation wird wieder verstärkt.

Das bedeutet, daß Sie den Wunsch verspüren zu rauchen, ein eher unangenehmes Gefühl.

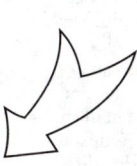

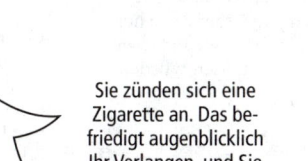

Sie zünden sich eine Zigarette an. Das befriedigt augenblicklich Ihr Verlangen, und Sie haben den Eindruck, daß es Ihnen jetzt besser geht.

❋ steht dabei für so verschiedene Dinge wie den Wunsch zu essen, die Notwendigkeit, eine Entscheidung zu treffen, den Beginn einer schwierigen Aufgabe, das Bedürfnis nach Entspannung oder emotionale Anspannung (Ärger, Enttäuschung, Einsamkeit).

Dieser weitgehend unbewußte Prozeß wird durch zahllose Wiederholungen noch verstärkt. Im Kapitel ›Warum das Rauchen so hilfreich scheint‹ finden Sie mehr zu diesem Thema.

In Ihrem Leben ereignet sich etwas, das in Ihnen den Wunsch zu rauchen auslöst. Dafür kommt fast alles in Frage: zuviel oder zuwenig Arbeit, sehr glücklich oder sehr unglücklich zu sein, eine Aufgabe zu erfüllen oder daran zu scheitern. Dieser Wunsch wird eigentlich nur ausgelöst, weil Sie es gewöhnt sind zu rauchen.

Sie werden sich dieses Wunsches bewußt und erleben ihn als Gedanken und/oder Gefühl. Vielleicht denken Sie nur plötzlich, daß jetzt eine Zigarette toll wäre. Oder Sie glauben, daß es Ihnen jetzt irgendwie helfen würde, wenn Sie sich eine anzünden würden.

Sie können hier bewußt auf Ihren Wunsch zu rauchen eingehen, indem Sie Ihre Gedanken mit Hilfe der Grundtechnik lenken. Sobald Sie sehen, daß Sie durchaus eine Wahl haben, können Sie sich dafür entscheiden, Ihr Verlangen einfach zur Kenntnis zu nehmen – als bessere Alternative zur Zigarette. (*Falls* Ihre Entscheidung so ausfällt!)

Oder Sie ignorieren Ihren Wunsch zu rauchen (vielleicht mit Hilfe eines Ersatzsuchtmittels wie Essen, Kaugummi oder Wasser) und machen einfach mit ihrer augenblicklichen Beschäftigung weiter.

Oder Sie befriedigen Ihren Wunsch, indem Sie rauchen.

Bei der Mehrheit der Raucher laufen diese zwei Stadien des Rauchvorgangs automatisch ab. Sie sind unumgänglich und unvermeidlich.

Sie fühlen sich als Nicht- bzw. Ex-Raucher immer sicherer. Sie haben sich besser im Griff und Sie spüren das auch. Der Grund dafür ist, daß Sie Ihrem unvermeidlichen Verlangen zu rauchen positiv begegnet sind.

➤➤

Die Wahrscheinlichkeit, daß Sie es endgültig geschafft haben, wächst.

Sie unterlassen es zu rauchen, doch dies ruft in Ihnen ein Gefühl des Verzichten-Müssens hervor, denn der süchtige Teil Ihres Geistes nimmt nun an, daß Sie nicht rauchen dürfen und nie mehr rauchen werden.

➤➤

Aus diesem Grund ist ein Rückfall viel wahrscheinlicher.

Der Rest ist keineswegs unvermeidlich. Sie haben die Wahl: Entweder ignorieren Sie Ihren Wunsch oder Sie lernen, richtig mit ihm umzugehen, indem Sie sich auf unsere Grundtechnik verlassen.

Weitere Hilfe

Wenn Sie mehr über unsere Kurse mit der Full-Stop-Methode erfahren oder mir Ihre Erfahrungen mit diesem Buch mitteilen möchten, können Sie mir an die folgende Adresse schreiben.

Ein großer frankierter und mit Ihrer Adresse versehener Rückumschlag sichert Ihnen auch eine Antwort.

Full Stop
PO Box 2484
London
N6 5UX

Anmerkungen

1 Jarvis, M., *Nicotine Replacement: A Critical Evaluation*, (1988), S. 146. In einem anderen Versuch erhielten Raucher, die sich freiwillig zur Verfügung gestellt hatten, Tabletten, die sie während eines ganz normalen Rauchertages nehmen sollten. Gleichzeitig bat man sie, sich zu notieren, wann sie geraucht hätten. Sie wußten nicht, was die Tabletten enthielten. Diese unterschieden sich für sie nur durch Tag und Stunde der vorgeschriebenen Einnahme. An einigen Tagen waren die Tabletten nur aus Zucker, an anderen Tagen jedoch enthielten sie die gleiche Dosis Nikotin, wie die Probanden sie jeweils durch Rauchen zu sich nahmen. Im Durchschnitt rauchten die Versuchspersonen 24 Zigaretten an den Tagen, an denen sie die Zuckertabletten bekamen, und 22 an den Tagen, an denen man ihnen das Nikotin verabreichte. Jarvik, Glick und Nakamura, Inhibition of cigarette smoking by orally administered nicotine, in: *Clinical Pharmacology and Therapeutics* (1970), 11, S. 574–576.

2 In einem weiteren Versuch erhielten 35 freiwillige Versuchspersonen Nikotininjektionen: »Die Raucher empfanden das Gefühl fast durchgehend als angenehm. Wenn sie eine entsprechend hohe Dosis erhalten hatten, verspürten sie für eine gewisse Zeit kein Verlangen zu rauchen. Nach etwa 80 Nikotininjektionen zogen sie die Injektion einer Zigarette vor.« Johnston, L., Tobacco Smoking and Nicotine, in: *The Lancet* (1942), S. 742.

3 Von der letzten Zigarette an verringert sich der Nikotinspiegel im Blut alle zwei Stunden um 50 Prozent. Nach zwölf Stunden ist nur noch sehr wenig Nikotin übrig. Benowitz, N., Jacob, P., Jones, R. und Rosenberg, I., Interindividual variability in the metabolism and cardiovascular effects of nicotine in man, in: *Journal of Pharmacology and Experimental Therapeutics* (1982), 221, S. 368–372.

4 »Methoden, die auf eine Verhaltensänderung abzielen (Entspannungstechniken, Belohnung und Strafe, das Vermeiden von Reizsituationen, etc.), haben in von einem Psychologen geleiteten Gruppen- oder Einzelsitzungen tatsächlich statistisch meßbare Auswirkungen. Diese liegen jedoch nicht höher als der einfache Rat eines Arztes (2 Prozent).« Law, M., Tang, J., An analysis of the effectiveness of interventions intended to help people stop smoking, in: *Archives of Internal Medicine* (1995), 155 (18), S. 1933–1941.
»Obwohl das öffentliche Interesse an der Akupunktur als Behandlungsmethode gewachsen ist, wurde noch kein Beweis erbracht, daß Akupunktur tatsächlich hilft, das Rauchen einzustellen.«
»Eine Überprüfung der bisherigen Forschungsergebnisse zum Thema ›Raucherentwöhnung‹ ergibt, daß aversive Techniken weitgehend nicht in der Lage waren, Menschen zu helfen, das Rauchen aufzugeben.«
»Ich habe über 50 Berichte, Kommentare und kritische Wertungen zum Einsatz von Hypnose zur Kontrolle des eigenen Rauchverhaltens ausgewertet und

dabei festgestellt, daß es dabei nur zu bescheidenen Erfolgen kommt.« *Review and Evaluation of Smoking Cessation Methods: US and Canada* (1978–1985), US Department of Health and Human Services, National Institutes of Health, Washington, D. C.

»Akupunktur und Nikotinkaugummi hatten auf Raucher, die versuchten aufzuhören, im ersten Monat einen positiven Effekt. Der Rückfallsneigung nach dieser Zeit wirkten sie jedoch nicht entgegen.« Helping people to stop smoking: randomised comparison of groups being treated with acupuncture and nicotine gum compared with control group, in: *British Medical Journal* (1985), 291, S. 1538–1539.

5 Skrabanek, Petr, und McCormick, James, *Torheiten und Trugschlüsse in der Medizin*, Mainz 1995.

6 Johnston, L., Tobacco Smoking and Nicotine, in: *The Lancet* (1942), S. 742.

7 Siana, J.E., Rex, S., Gottrup, F., The effect of cigarette smoking on wound healing, Scand. J. Plast. Reconstr. Surgery (1990), 23, S. 207–209.

8 U. S. Department of Health and Human Services, *The Health Consequences of Smoking: Nicotine Addiction*, 1988.

9 »Entzugssymptome wurden [von Nikotinkaugummi] nicht zuverlässig vermindert. Das galt sowohl für Depressionen, Angst- und Spannungsgefühle, Konzentrationsprobleme, Unruhe als auch für den Drang zu rauchen.« US Department of Health and Human Services, *Nicotine Addiction: The Health Consequences of Smoking*, Report of the Surgeon General, 1988, S. 208.

»Fünf Symptome – Schwindelgefühl, Überdrehtsein, Frustration, Traurigkeit und Desorientierung – wurden durch Nikotin im Vergleich mit dem Placebo nicht beeinflußt.« Pomerleau, O. F., Pomerleau, C. S., Nicotine Replacement: A Critical Evaluation, hrsg. von Alan R. Liss, 1988, NY, S. 116.

Eine andere Studie beweist denselben Punkt auf andere Weise: »Die Zigaretten ohne Nikotin hatten dieselbe Auswirkung [wie normale Zigaretten], sie verminderten akute Entzugssymptome.« Butschky, M., Bailey, D., Henningfield, J., Pickworth, W., Smoking without nicotine delivery decreases withdrawal in 12-hour abstinent smokers, in: *Pharmacology, Biochemistry and Behaviour*, (1995), 50 (1), S. 91–96.

10 »... über 50 Millionen Arbeitstage gehen jedes Jahr durch Raucherkrankheiten verloren. Die durch den entsprechenden Produktionsausfall vermutlich verursachten Kosten werden auf einen Betrag zwischen 2200 und 3200 Millionen Pfund geschätzt.« HoC Hansard Col. 349W 11/3/91.

11 »Besonders interessant war, daß ein gesteigerter Appetit über mindestens vier Wochen offensichtlich unvermindert anhielt ... « West, R., Hajek, P., Belcher, M., »Time course of cigarette withdrawal symptoms during four weeks of treatment with nicotine chewing gum«, in: *Addictive Behaviours* (1987), 12, S. 199–203.

Bitte beachten Sie, daß ein »gesteigerter Appetit« mit hoher Wahrscheinlichkeit auftritt, wenn Sie ihm *Nahrung geben*. Wenn Sie jedoch die in diesem Kapitel beschriebene Technik anwenden, werden Sie feststellen, daß der vermeintliche Hunger in ein oder zwei Tagen verschwindet.

12 US Department of Health and Human Services, *Nicotine Addiction: The Health Consequences of Smoking*, 1988.

13 Ich empfehle meist ein Produkt namens Regular 10. Das sind Kapseln, die Ballaststoffe (nicht aus Weizen), Kräuter und lebendige, gefriergetrocknete Milchsäurebakterien (Lactobacillus acidophilus) enthalten, welche die Arbeit der Darmflora unterstützen. Sie erhalten es per Post von: Larkhall Green Farm, 225 Putney Bridge Road, London SW15 2PY, Telefon: 0044-181-874 1130.

14 »Eine der gesicherter scheinenden Tatsachen über Nikotinkaugummi ist, daß er nur begrenzt wirksam ist, wenn er ohne ein entsprechendes Programm zur Verhaltenskorrektur verschrieben wird.« Pomerleau, O. F., Pomerleau, C. S., *Nicotine Replacement: A Critical Evaluation*, hrsg. von Alan Liss, New York, S. 285.

Campbell, I., Lyons, E., Prescott, R., Stopping Smoking: Do nicotine chewing-gum and postal encouragement add to doctors' advice, in: The Practitioner (1987) 231, S. 114–117.

Jamrozik, K., Fowler, G., Vessey, M., Wald, N., Placebo controlled trial of nicotine chewing gum in general practice, in: British Medical Journal (1984) 289, S. 794–797.

Danksagung

Ich möchte mich bei meinen beiden Quellen für dieses Buch bedanken. Die eine ist Joe Zeitchick, der mir beibrachte, wie man mit dem Rauchen aufhört. Die andere ist die Arbeit von Dr. K. Bradford Brown und W. Roy Whitten, die mir ein breiteres Verständnis der dabei ablaufenden Prozesse eröffnete.

Peter Holmes, Peggy Holmes und Patricia Allison haben mit ähnlichen Techniken gearbeitet, und ich danke Ihnen für ihre Anregungen in all den Jahren.

Vielen Dank auch all jenen, die auf die eine oder andere Weise dazu beigetragen haben, daß dieses Buch geschrieben wurde, besonders Gillian Barnett, Dr. Roy Eskapa und David Templer. Und nicht zuletzt möchte ich mich bei meinen Patienten bedanken, die ihre Erfahrungen mit dem Prozeß des Aufhörens beigesteuert haben.

Leserbriefe zu diesem Buch

»Diese Methode ist absolut revolutionär und unterscheidet sich grundlegend von allen anderen Techniken, die bei uns praktiziert werden. Sie ist wesentlich wirkungsvoller als andere Verfahren der Raucherentwöhnung wie zum Beispiel Hypnose, Akupunktur oder die aversive Technik, bei denen Sie lernen, jeden Wunsch nach einer Zigarette zu unterdrücken und ihn völlig aus Ihren Gedanken zu verbannen. Am Ende taucht er unweigerlich wieder auf, und schließlich rauchen Sie doch wieder.

Rileys Methode hingegen erfordert eine völlig neue Art zu denken.«

Here's Health

»Dieses Buch ist eine enorm hilfreiche Quelle für meine Arbeit mit Gruppen zur Raucherentwöhnung in der allgemeinärztlichen Praxis. Die darin vermittelte Einstellung ist nicht nur einfach zu verstehen, sie funktioniert auch noch!«

Julie Bromilow, Krankenschwester
in einer Arztpraxis, London

»Ich bin so erleichtert, endlich mein Nikotingefängnis verlassen zu haben. Ich fühle mich wie neugeboren.

Ihr Buch immer bei mir zu haben war, als hätte ich einen guten Freund, auf den ich mich stützen konnte und der meine Abhängigkeit verstand.«

Anne Wilson, Hausfrau, Belfast

»Was mich damals beeindruckte, war die Eleganz und Einfachheit Ihrer Lösung. Sie schien genau die richtige Menge Information zu beinhalten, die nötig war, um den Leuten den letzten Anstoß zum Aufhören zu geben. Ich denke, die meisten Menschen unterschätzen die psychologische Seite der Nikotinsucht ganz erheblich.

Ich gratuliere Ihnen, da es Ihnen gelungen ist, sämtliche wichtigen Tatsachen sinnvoll zusammenzuführen.«

John Gaffney, Dozent für Psychologie, Sligo, Irland

»Nachdem ich fünfundzwanzig Jahre lang geraucht und nacheinander sämtliche denkbaren Therapiemöglichkeiten zur Raucherentwöhnung ausprobiert hatte, entdeckte ich vor sechs Jahren diese Methode. Sie war nicht nur erfolgreich und schmerzlos, sondern erklärte auch noch in verständlicher Weise die Psychologie der Sucht.

Ich glaube, daß jeder Arzt, der Raucher zu seinen Patienten zählt, ungeheuer profitieren wird, wenn er dieses Buch liest und sich nach den darin beschriebenen Prinzipien richtet. Diese Technik stellt einen wahrhaften Fortschritt in der Behandlung der Nikotinabhängigkeit dar. Und ich spreche da sowohl aus beruflicher wie auch aus persönlicher Erfahrung.«

Dr. Simon McMinn, praktischer Arzt, Cheltenham

»Ich glaube, daß Ihre Methode auf ganz einzigartige Weise dazu führt, das Nichtraucher-Sein ins Leben des Menschen einzubinden. Der Grund dafür liegt in der einfachen Tatsache, daß sie die freie Wahl betont.

Meine früheren Versuche, das Rauchen aufzugeben, waren bestimmt durch diesen Mangel an Wahlmöglichkeiten, so daß sich der Wunsch nach ›Freiheit‹ früher oder später wieder durchsetzte und ich erneut zur Zigarette griff.«

Julian Gilmore, arbeitslos, Kent

»Ich habe vor drei Jahren aufgehört zu rauchen, nachdem ich Ihr Buch gelesen habe. Ihre Methode traf in meiner Vorstellung genau auf den Punkt und nahm mir die Angst vor dem Entwöhnungsprozeß – nach fast 30 Jahren, in denen ich täglich meine Selbstgedrehten rauchte.«

Martin Godliman, Geigenbauer, Middlesex

»Als mir klar wurde, daß die Summe, die mein Mann und ich zusammen für Zigaretten ausgaben, höher war als die Raten für die Hypothek, beschloß ich, Ihr Buch zu kaufen. Ich las es aufmerksam immer wieder, was mir half, mit dem Rauchen aufzuhören. Eine Woche, nachdem ich aufgehört hatte, bestand ich sogar meine Führerscheinprüfung, ohne einen Gedanken an eine Zigarette zu verschwenden.

Nun bin ich seit drei Jahren erfolgreiche Ex-Raucherin. Und ich hatte es vorher nie geschafft aufzuhören, obwohl ich es ein paarmal versucht hatte. Mein Mann raucht immer noch seine 60 Zigaretten pro Tag. Ich sitze fröhlich daneben, und es macht mir nicht das geringste aus. Ein absolut wundervolles Buch – es ist sein Gewicht in Gold wert.«

Louise Critchell, Hausfrau und Mutter, Dorset

»Ich war schon nach zwei Seiten vollkommen gefesselt. Es hörte sich alles so logisch an. Seitdem hat diese Technik in unserer Arbeit viel Gutes bewirkt und wird es wohl weiterhin tun. Dieses Buch ist für uns und unsere Gruppen eine unschätzbare Hilfe. Es steht an erster Stelle in der Liste der von uns empfohlenen Literatur. Tausend Dank dafür, daß Sie so eine hilfreiche Anleitung geschrieben haben.«

Shirley Marquis, Gesundheitsberaterin, Blackpool

»Einfach und klar verständlich. Erfolg ohne Drogen, Hypnose oder Akupunktur. Bei mir hat es geklappt, obwohl sämtliche anderen ›Behandlungsmethoden‹ schon nach ein paar Tagen fehlschlugen.

Immer noch fällt es mir schwer zu glauben, daß ich nach über 40 Jahren als Raucher, in denen ich zuletzt 40 Zigaretten täglich geraucht habe, ich nun – nach Jahren – noch immer nicht den leisesten Appetit auf eine Zigarette hatte oder gar einen Zug genommen habe! Die Methode funktioniert wirklich!«

Dr. Anthony Flood, M. C., Beratender Psychiater, Cumbria

»Ich war ein starker Raucher, wie er im Buche steht. Ich erinnere mich, daß ich einmal versucht habe aufzuhören. Am nächsten Morgen durchwühlte ich – verzweifelt auf der Suche nach meinen Zigaretten – den Papierkorb. Ihr Buch hat mir klargemacht, daß ich aufhören konnte, wenn ich mich tatsächlich dafür entschied. Ich glaube nicht, daß ich es ohne dieses Buch geschafft hätte.«

Richard Parker, Lehrer, North London

»Ich hatte sechs Monate lang nicht mehr geraucht und war gerade dabei ›einzubrechen‹, als ich auf Ihr Buch stieß. Sie haben mich vor dem Durchdrehen bewahrt! Ich konnte es keinem Menschen leihen, weil ich das Gefühl brauchte, es immer bei mir zu haben, damit ich darin Rat suchen konnte.

Es ist nun vier Jahre und fünf Monate her, daß ich aufgehört habe, und ich bin sehr stolz darauf. Niemand sollte versuchen, mit dem Rauchen aufzuhören, ohne Ihr Buch gelesen und etwas über die Psychologie der Sucht gelernt zu haben.

Ich möchte alle Raucher ermutigen, es zu versuchen. Es ist so eine Erleichterung, wenn man es hinter sich lassen kann! Keine Bronchitis mehr, kein Hustensaft! Und in den letzten vier Jahren hat keines meiner Kinder Antibiotika gebraucht.«

Christine Johnston, Mutter und Oberschwester, Midlothian

»Ihre Methoden kommen erfrischenderweise ganz ohne Mätzchen aus und sind psychologisch wohlfundiert. Wenn Ihre beeindruckenden Erfolgsziffern auch anderenorts erzielt werden können, ist das Full-Stop-Programm wohl als Durchbruch in der Präventivmedizin zu bezeichnen.«

Medical Monitor

»Die überblickshafte Darstellung der Full-Stop-Methode zeigt einfach und klar die Wahlmöglichkeiten auf und ist für alle meine Patienten einleuchtend, ob sie nun als Verkäufer oder in der Chefetage tätig sind.

Dieser Ansatz bietet weder schnelle Lösungen noch magische

Hilfe: Der Einzelne mag durchaus länger brauchen, um Haltungen und Glaubenssätze über das Rauchen zu verändern, an denen bisher sein Herz hing. Aber sobald man verstanden hat, daß man die Freiheit der Wahl besitzt, verschwindet das Gefühl, auf Entzug zu sein, und die Erfahrung des Aufhörens wird zu einer positiven und befreienden.«

Gillian Graveson, Beraterin in
Raucherentwöhnungskursen, Glasgow

»Sie müssen weder auf Ihren gewohnten Arbeitsstil noch auf Ihre Vergnügungen oder die Gesellschaft von Rauchern verzichten ... Ihr Leben verändert sich kein bißchen, bis auf die Tatsache, daß Sie nicht mehr rauchen.

Anfangs war ich ziemlich skeptisch, am Ende jedoch sehr beeindruckt, und nun empfehle ich die Kurse meinen Patienten. Ich denke, diese Methode ist deshalb so gut, weil dazu weder Medikamente noch viel Willenskraft vonnöten sind.«

General Practitioner

»25 Jahre lang habe ich täglich 20 Zigaretten und mehr geraucht. Die letzten 15 Jahre davon wollte ich eigentlich immer aufhören. Ich habe es häufig versucht. Manchmal hielt der Erfolg nur ein paar Stunden an, einmal brachte ich es sogar auf ganze 12 Monate. In diesen Zeiten verlangte es mich jedoch ununterbrochen nach einer Zigarette, und ich mußte ungeheure Energien aufwenden, um gegen die Sucht anzukämpfen. Das Problem war nicht, daß ich nicht entschlossen genug war oder daß es mir an Willenskraft gefehlt hätte. Die Schwierigkeit bestand vielmehr darin, daß ich Unmengen von Energie im Kampf gegen eine mächtige Sucht verschwendete, ohne über dafür geeignete Strategien zu verfügen.

Dann las ich dieses Buch, folgte der darin beschriebenen Methode und rauchte meine letzte Zigarette – vor nunmehr vier Jahren. Obwohl ich das anfangs als ziemlich schwierig empfand, wurde es – anders als bei meinen bisherigen Versuchen – mit der

Zeit immer einfacher. Während ich vorher mein Verlangen nach einer Zigarette immer unterdrückt und es so am Leben erhalten hatte, half mir die Full-Stop-Methode nun, mich meiner Sucht zu stellen und mit ihr umzugehen. Sie gab mir die Kontrolle über mein Leben zurück. Ganz ehrlich: Ich kann heute kaum glauben, daß ich all diese Jahre geraucht habe.«

Sandy Pressdee, Student, Bournemouth

Das medizinische Hausbuch
für die ganze Familie – damit Gesundheit
kein Zufall bleibt

Medizin für jedermann
Fragen und Antworten
Von Prof. Dr. med. Robert E. Rothenberg
Herausgegeben von
Prof. Dr. med. Hermann S. Füeßl
dtv 36009

›Medizin für jedermann‹ ist der klassische Ratgeber zur Gesundheit. Bau und Funktion des gesunden Körpers werden verständlich erklärt, Symptome, Diagnose und Behandlungsmethoden von Krankheiten eingehend beschrieben. Das Frage-und-Antwort-Prinzip klärt Schritt für Schritt alle Fragen und gibt außerdem eine gute Vorbereitung für den Arztbesuch. Wer mehr weiß, kann besser fragen und erhält befriedigendere Antwort.

Mit ausführlichem Sachregister zum raschen Auffinden des gesuchten Problemfeldes.

dtv

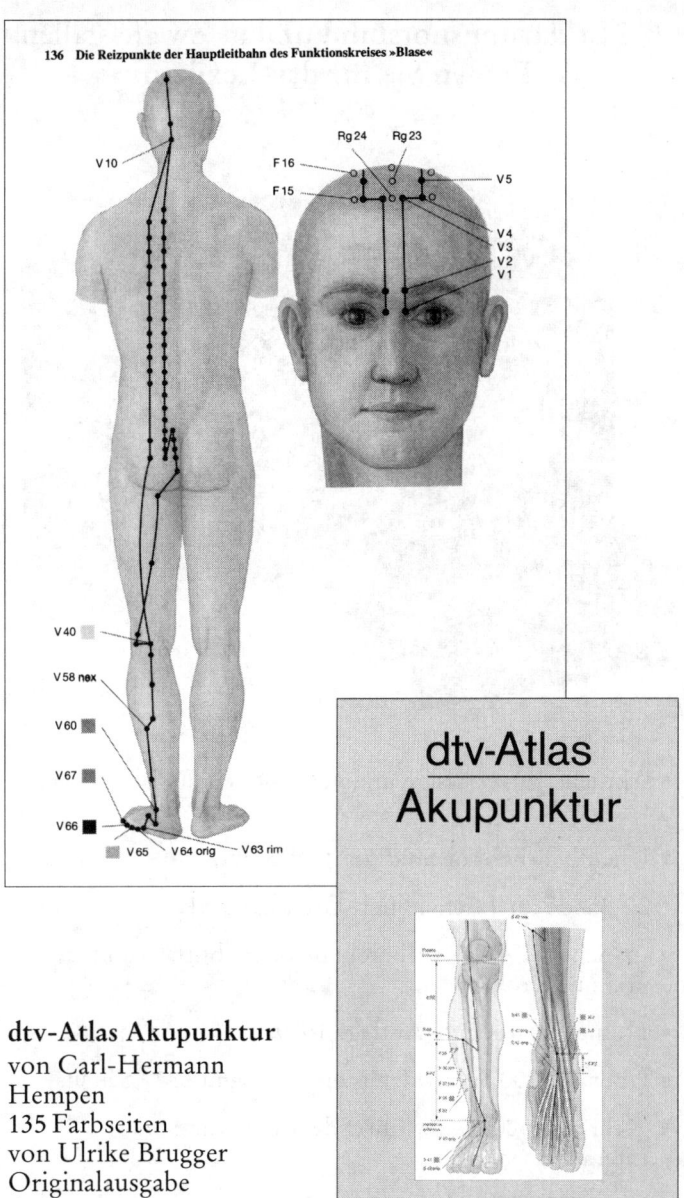

136 Die Reizpunkte der Hauptleitbahn des Funktionskreises »Blase«

dtv-Atlas
Akupunktur

dtv-Atlas Akupunktur
von Carl-Hermann
Hempen
135 Farbseiten
von Ulrike Brugger
Originalausgabe
dtv 3232

Bei Erklärungsnotstand und in Zweifelsfällen:
Fragen Sie Ihr <u>dtv</u>-Lexikon

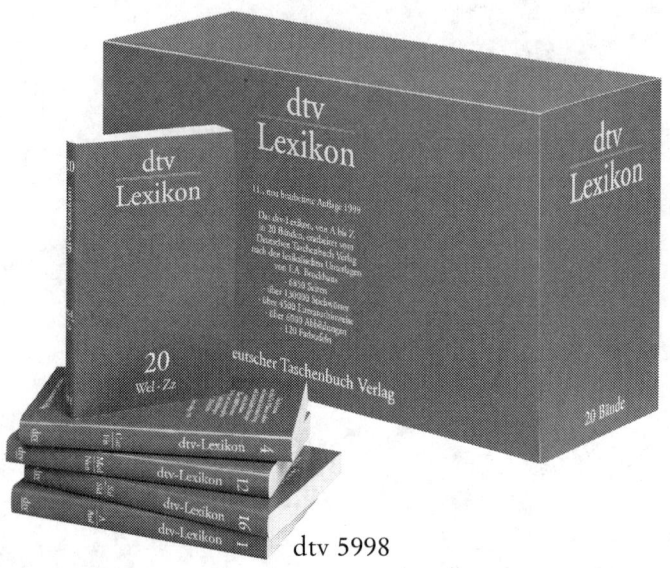

dtv 5998

- Aktuelle, zuverlässige und verständliche Information von A–Z.

- Unentbehrlich für Studium und Beruf.

- 20 Bände im Taschenbuch-Großformat 12,4 x 19,1 cm.

- Im Schuber stets griffbereit am Schreibtisch zu Hause und im Büro.

- 11., neu bearbeitete Auflage 1999.

- Über 130 000 Stichwörter auf insgesamt 6872 Seiten.

- Mehr als 4500 weiterführende Werks- und Literaturangaben.

- Über 6000 Abbildungen und 120 ganzseitige Farbtafeln.